AF401994

NOUVEAU TRAITÉ

DE

L'ACCOUCHEMENT MANUEL,

ou

CONTRE NATURE,

RÉDUIT A SA PLUS GRANDE SIMPLICITÉ PAR L'ANALOGIE DES POSITIONS
DIAGONALES DE TOUTES LES RÉGIONS DU TRONC FŒTAL
AVEC LES POSITIONS DE L'OCCIPUT.

Ce Traité a pour but de rendre plus facile aux Élèves en médecine l'étude de
leur art, en aplanissant par une nouvelle méthode les difficultés que présente
l'explication de nombreux procédés opératoires conseillés pour la version
pédalique dans le cas de la même position du fœtus.

A chaque livraison seront jointes des planches pour rendre plus claires les
nouvelles démonstrations.

Par J.ᴴ M. LE MONNIER,

DOCTEUR EN CHIRURGIE, PROFESSEUR PARTICULIER D'ACCOUCHEMENTS, DES MALADIES
DES FEMMES ET DES ENFANTS, EX-PROFESSEUR D'ANATOMIE, DE PHYSIOLOGIE
ET DE MÉDECINE OPÉRATOIRE, A RENNES (ILLE-ET-VILAINE).

1.ʳᵉ LIVRAISON. — FÉVRIER 1836.

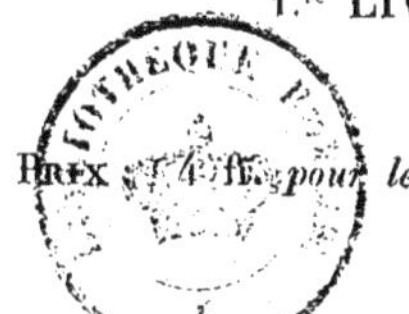

PRIX : 4 fr. *pour les Souscripteurs; et* 4 fr. 50 cent. *pour les
non-Souscripteurs.*

ON SOUSCRIT :

A PARIS, chez J.-B. BAILLIÈRE, libraire, rue de l'Ecole-de-Médecine,
n. 13 *bis.*

A RENNES, { Chez VATAR, libraire, rue Royale, n. 10.
{ Chez DUCHESNE, libraire, rue Royale, n. 4.

SOMMAIRE.

Cette première Livraison offre dans l'Introduction l'exposé succinct et précis des diverses doctrines des auteurs les plus célèbres. Cet exposé est suivi de réflexions prouvant combien les positions directes, adoptées par plusieurs de ces auteurs, varient entre elles.

Après la Dissertation sur la Version céphalique, les Considérations générales sur la Version pédalique terminent cette livraison.

CONDITIONS DE LA SOUSCRIPTION.

L'ouvrage aura cinq livraisons, chacune du prix de *quatre francs* pour les Souscripteurs, et de *quatre francs cinquante centimes* pour les non-Souscripteurs.

SOMMAIRE.

La deuxième Livraison contient l'exposé des procédés employés pour la Version pédalique dans les quatre positions diagonales de l'occiput.

Cette version, dans la présentation de l'occiput dorso-postérieure gauche, est décrite immédiatement après l'opération manuelle enseignée dans le cas de la présentation de l'occiput dorso-antérieure gauche; parce que ces première et quatrième positions diagonales de l'occiput exigent le choix de la main gauche, qui doit être introduite dans la matrice pour agir sur le fœtus.

Les cinq planches lithographiées renferment quinze figures dépeignant les mouvements que la main gauche imprime au fœtus, dont l'occiput se trouve en première et quatrième positions diagonales. Vues devant un miroir, ou sur le revers des planches entre l'œil et la lumière, ces quinze figures en offrent quinze autres indiquant les mouvements que la main droite exerce sur le fœtus, dans les deuxième et troisième positions diagonales de l'occiput.

SOMMAIRE.

Dans cette troisième Livraison on examine quels doivent être les procédés opératoires de la Version pédalique, d'abord en général dans les présentations du tronc du fœtus. On y trouve ensuite la description des opérations manuelles nécessaires, lorsque le dos se présente suivant les quatre positions diagonales.

A la fin de cette Livraison, on décrit la Version pédalique qui convient dans la présentation de la région moyenne du plan antérieur du tronc fœtal; on l'examine donc suivant les présentations du thorax 1.° dorso-antérieure gauche, 2.° dorso-postérieure gauche, 3.° dorso-antérieure droite, 4.° dorso-postérieure droite.

Les cinq planches lithographiées contiennent quinze figures indiquant les mouvements que la main gauche imprime au tronc du fœtus dans les première et quatrième positions diagonales du dos et du thorax. Ces quinze figures examinées devant un miroir ou sur le revers des planches entre l'œil et la lumière, offrent quinze autres figures indiquant les mouvements que la main droite exerce sur le tronc fœtal, dont les régions postérieures et antérieures se trouvent en deuxième et troisième positions diagonales.

SOMMAIRE.

La quatrième Livraison offre l'exposé de la Version pédalique dans les présentations des régions latérales du tronc du fœtus. Après l'examen des opinions des auteurs, on décrit les procédés propres à employer pour la version pédalique dans le cas de la présentation de l'épaule et du bras gauches, de l'épaule et du bras droits dorso-antérieure gauche (1.re position diagonale), pour passer ensuite à la description de l'opération manuelle, lorsque l'épaule et le bras gauches, l'épaule et le bras droits se présentent en quatrième position diagonale.

Cette Livraison est terminée par le Procédé opératoire consistant à faire la recherche des pieds, à les saisir et à les extraire, quand les épaules, les bras gauches et droits se présentent en deuxième et troisième positions diagonales.

Les cinq planches lithographiées renferment quinze figures indiquant les mouvements que la main gauche imprime au tronc du fœtus dans les première et quatrième positions diagonales des épaules et des bras; ces quinze figures vues devant un miroir ou sur le revers des planches entre l'œil et la lumière, en offrent quinze autres indiquant aussi les mouvements que la main droite fait exécuter au tronc du fœtus, quand les régions latérales droite et gauche se présentent en deuxième et troisième positions diagonales.

SOMMAIRE.

Dans cette cinquième Livraison, on enseigne les procédés à choisir pour la version pédalique, quand les régions inférieures du tronc fœtal se présentent autrement que dans les cas déjà examinés. En effet, l'opération manuelle ne peut plus faire exécuter au corps de l'enfant les mêmes mouvements, puisque les rapports des plans latéraux du tronc fœtal avec les segments utérins se trouvent inverses de ceux existants, lorsque la tête et les régions supérieures du tronc du fœtus viennent se présenter.

Après l'examen des opinions des auteurs, on décrit en général la version pédalique qu'il convient de faire dans la présentation des lombes, suivant les première et quatrième, les deuxième et troisième positions diagonales de cette région inférieure du plan dorsal.

La version pédalique, 1.° dans les présentations du devant du bassin et des cuisses de l'enfant, 2.° dans les présentations des hanches droite et gauche, y est décrite de la même manière, en observant dans l'opération manuelle les modifications particulières que chacune de ces présentations différentes exige.

Les seize figures lithographiées, examinées devant un miroir ou sur le revers des cinq planches, entre l'œil et la lumière, en donnent seize autres indiquant tout ce qui est relatif aux deuxième et troisième positions diagonales 1.° de la région lombaire, 2.° du devant du bassin et des cuisses de l'enfant, 3.° des hanches droite et gauche.

Cette Livraison est terminée par l'exposé des déviations de la tête. On a particulièrement insisté sur le cas de la présentation de la face, pour prouver que l'accouchement naturel ou spontané s'effectue seulement dans les deux dernières positions diagonales de cette région.

NOUVEAU TRAITÉ

DE

L'ACCOUCHEMENT MANUEL,

OU

CONTRE NATURE,

RÉDUIT A SA PLUS GRANDE SIMPLICITÉ

PAR L'ANALOGIE DES POSITIONS DIAGONALES DE TOUTES LES RÉGIONS DU TRONC FŒTAL
AVEC LES POSITIONS DE L'OCCIPUT;

Par J.ᴴ M. LE MONNIER,

DOCTEUR EN CHIRURGIE, PROFESSEUR PARTICULIER D'ACCOUCHEMENTS, DES MALADIES DES FEMMES
ET DES ENFANTS, EX-PROFESSEUR D'ANATOMIE, DE PHYSIOLOGIE, DE MÉDECINE OPÉRATOIRE,
A RENNES (ILLE-ET-VILAINE).

A PARIS,

CHEZ J.-B. BAILLIÈRE, LIBRAIRE,
RUE DE L'ÉCOLE DE MÉDECINE, N. 13 bis.

A RENNES,

CHEZ VATAR, LIBRAIRE,   CHEZ DUCHESNE, LIBRAIRE,
RUE ROYALE, N. 10.   RUE ROYALE, N. 4.

1836.

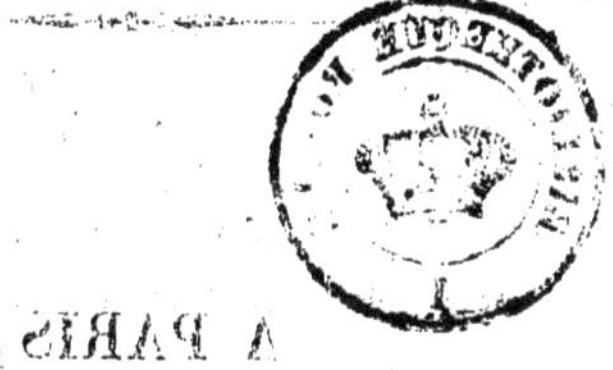

RENNES. — IMPRIMERIE DE J.-M. VATAR.

Quelque perfection que l'art médical ait acquise en théorie,
il est possible que quelques-unes de ses parties aient besoin
d'un plus grand développement; surtout celles pour lesquelles
les maîtres ne sont pas tout-à-fait d'accord.

Il n'en est point où les idées soient plus divergentes que dans
la pratique de l'accouchement manuel; et c'est pour payer mon
tribut à la société, que j'ai réuni en corps de doctrine les observations que m'a suggérées une série d'expériences de trente-huit
années.

Il s'en faut beaucoup que la marche de la nature soit la
même dans tous les cas; on ne saurait donc assez l'étudier
depuis le début du travail jusqu'à la terminaison de l'accouchement.

Des phénomènes que la nature nous présente dans les accouchements spontanés, on peut déduire que toutes les régions de
l'ovoïde fœtal offrent leur plus grande étendue dirigée diagonalement, suivant les diamètres obliques du détroit abdominal,
et subsidiairement suivant le diamètre antéro-postérieur du détroit
périnéal.

Tel est le procédé que nous devons chercher à imiter dans
les accouchements les plus difficiles, et la base de l'ouvrage
que je présente au public.

J'ai l'espoir que l'intérêt si légitime qui se rattache aux dangers qu'éprouve la vie des femmes, dans le moment où elles accomplissent le vœu le plus important de la création, justifiera mes efforts, et me conciliera la bienveillance de mes collègues et celle des étudiants en médecine.

INTRODUCTION.

TANT que les avis de ceux qui ont écrit sur la science médicale seront aussi partagés sur les positions de l'enfant, l'accoucheur sera toujours placé dans le plus grand embarras : car il ignorera presque toujours les rapports réels existant entre le fœtus et les parties principales de la cavité de la matrice, parties correspondantes aux quatre points extrêmes des diamètres obliques du bassin ou à leur voisinage. Les variétés de positions, tellement grandes qu'elles semblent créées à plaisir, feront éclore sous les pas du praticien, à mesure qu'il marchera dans la science, des obstacles presque insurmontables ; et delà les erreurs multipliées qu'il sera exposé à commettre.

Or les quatre positions diagonales de l'occiput étant maintenant bien reconnues et unanimement admises ; pour concilier toutes les opinions, il me suffit de ramener à ces quatre positions toutes celles des diverses régions du tronc du fœtus, même celles qui avoisinent l'extrémité pelvienne, excepté cependant les positions dans lesquelles il s'agit des extrémités céphalique et pelvienne.

Pour fonder cette nouvelle doctrine, il faut voir quelles sont les positions de l'enfant admises par mes prédécesseurs, et comparer attentivement chacune d'elles, pour en faire ressortir la vérité de mes propositions.

Je vais donc rendre compte successivement des opinions des auteurs les plus suivis sur la matière qui nous occupe.

Tout d'abord, se présente SMELLIE, accoucheur anglais : il n'indique point les positions de l'enfant, dans le premier volume de son ouvrage ; les deux volumes suivants contiennent seulement nombre d'observations, où l'on retrouve épars ses principes ; le quatrième et dernier volume renferme plusieurs figures, dont les explications ne déterminent aucunement la position de l'enfant relativement aux détroits du bassin de la mère ; en les comparant avec les figures de mes planches, on pourra reconnaître la quatrième position de l'occiput, pl. 13 ; la troisième position de l'occiput, pl. 9 : deux jumeaux, l'inférieur en quatrième position de l'occiput, le supérieur en deuxième position des pieds, pl. 10 ; la première position de l'occiput, pl. 12 ; la tête tombée dans l'excavation du bassin, et située en travers, le dos répondant à la fosse iliaque droite, position qu'il faut réduire à la deuxième, en ramenant l'occiput le long du plan incliné antérieur et latéral droit de l'excavation, pour le faire s'engager sous l'arcade pubienne, pl. 13 ; enfin, la tête occupant

2

l'excavation, l'occiput vers l'arcade pubienne, etc. Au reste, les deux positions du siège en travers, la présence du pied et de la main en première position, la sortie du bras gauche également en première position, la présence du ventre situé en travers, la tête se trouvant à gauche, avec sortie du cordon ombilical, sont les seules choses applicables à notre sujet; mais elles ne peuvent suffire pour répandre des lumières sur l'accouchement manuel.

MAURICEAU ne donne point l'explication du mécanisme de l'accouchement naturel. Toutes les figures de ses planches présentent les positions directes des extrémités céphalique, pelvienne et du corps de l'enfant, excepté trois des positions diagonales : 1.º la première position de l'occiput, 2.º la troisième position du dos, 3.º la quatrième position des genoux; mais il n'a point donné de nom spécial à ces positions que j'ai ainsi reconnues.

DELAMOTTE nous offre dans son traité des accouchements douze figures de la pl. 7, chap. XVII. Trois dépeignent seulement la position diagonale du fœtus : 1.º la calcanéo-postérieure gauche; 2.º la troisième position de la nuque, le dos étant dirigé en arrière et à droite; 3.º la seconde position de la face, le dos regardant la partie antérieure et latérale droite de la cavité utérine.

BAUDELOCQUE, l'un des plus célèbre accoucheurs de son temps, a surpassé infiniment ses prédécesseurs. Il a senti le besoin de faire connaître les rapports des régions de l'ovoïde fœtal avec le détroit supérieur : aussi a-t-il reconnu six positions au sommet de la tête, quatre obliques ou diagonales, la 1.re, la 2.e, la 4.e, la 5.e, deux directes, suivant le diamètre sacro-pubien, la 3.e et la 6.e. Il convient que ces deux dernières n'ont lieu que dans le cas du peu de volume de la tête, ou du vice de conformation du bassin.

Il a distingué aux pieds quatre positions principales, auxquelles on peut rapporter toutes les autres. Suivant lui, les deux premières sont diagonales, les talons répondant aux cavités cotyloïdes; les deux dernières sont directes : dans l'une les talons sont derrière les pubis, dans l'autre, devant l'angle sacro-vertébral; de sorte que les talons correspondent en avant dans les trois premières positions, et une seule fois en arrière dans la quatrième. Pourquoi cette différence ?

Les quatre positions des genoux sont directes. Dans la première, les jambes fléchies de l'enfant répondent au côté gauche de la mère; dans la deuxième, elles regardent le côté droit; dans la troisième, elles sont au-dessus des pubis, et dans la quatrième, elles appuient sur l'angle sacro-vertébral; par conséquent, le dos de l'enfant est 1.º à gauche, 2.º à droite, 3.º en avant, 4.º en arrière.

Les deux premières positions du siège ou des fesses sont obliques : 1.º le dos est en avant et à gauche; 2.º le dos est en avant et à droite : les deux dernières positions sont directes; 3.º le dos répond aux pubis; 4º à l'angle sacro-vertébral. C'est la même distinction qu'aux pieds, et je ne sais pourquoi l'auteur n'a reconnu que des positions directes aux genoux.

Les quatre positions des régions antérieures du tronc fœtal sont directes. Dans la première le dos est en avant; dans la deuxième il est en arrière; dans la troisième à gauche, et dans la quatrième à droite. Les deux premières offrent la longueur des régions dans la direction du diamètre sacro-pubien, et les deux dernières la présentent parallèle au diamètre transversal.

Les quatre positions des régions du plan postérieur du tronc du fœtus, sont également directes. Néanmoins l'auteur parle de la région occipitale qui ne fait point partie du tronc. On voit dans la première position que le dos de l'enfant répond en avant; dans la deuxième le dos se trouve en arrière; dans la troisième il est à droite, et dans la quatrième à gauche. Ces deux dernières positions sont en sens inverse des deux dernières positions des régions antérieures du tronc fœtal ci-dessus exposées..... Quelle confusion!

De nouveaux changements se remarquent encore dans les quatre positions de la nuque. Dans la première position, le dos répond en arrière, dans la deuxième en avant, dans la troisième à droite, et dans la quatrième à gauche. En effet, les deux premières positions de la nuque sont ici en sens inverse des deux premières de la région occipitale. En vérité, je ne puis concevoir les motifs de ces changements. Enfin les quatre positions du dos de l'enfant sont semblables à celles de la nuque.

Les positions de toutes les régions des surfaces latérales, droite et gauche de l'enfant, sont également au nombre de quatre directes, disposées de la même manière; dans la première, la tête répond au-dessus de la symphyse pubienne, le tronc et les membres pelviens sont devant la colonne vertébrale; la deuxième position est l'inverse de la première; dans la troisième, la tête et le cou occupent la fosse iliaque gauche; c'est le contraire pour la quatrième.

RÉFLEXION. — En se rappelant d'abord les positions de l'occiput, quatre sont diagonales, diamétralement opposées : et il paraît étrange que BAUDELOCQUE ait admis deux autres positions directes à l'occiput; cependant il n'a reconnu pour les autres régions de l'enfant que quatre positions bien différentes les unes des autres. En effet, les premières et les deuxièmes positions des pieds et des fesses sont diagonales, et celles des genoux ne le sont pas : néanmoins la nature dirige la longueur des jambes suivant les diamètres obliques; elles devraient donc être les mêmes.

Si l'on compare les positions des régions du plan antérieur du tronc fœtal avec celles du plan postérieur, et surtout les positions de ces dernières régions entre elles, on trouve la plus grande confusion dans les rapports des quatre plans du tronc de l'enfant avec les diverses parties de la cavité de la matrice. En effet, si le dos du fœtus répond en avant dans les premières positions des régions antérieures de son tronc, il devrait également correspondre en avant dans la première position de la nuque; au contraire, l'auteur le place en arrière. On observe encore que les deux dernières positions de la région occipitale et de la nuque sont en sens inverse des deux dernières positions des régions antérieures du tronc. Ces variétés de positions augmentent les difficultés de l'opération manuelle et laissent le praticien indécis sur le choix de la main.

Mais pourquoi avoir adopté ces positions directes, et n'avoir pas reconnu les positions diagonales dans les présentations de toutes les régions de l'ovoïde fœtal? Néanmoins, l'auteur conseille de corriger ces positions directes en les ramenant aux diagonales : comme si la nature ne déterminait pas ce changement avantageux de positions , lorsqu'il se trouve une juste proportion entre le volume de la tête de l'enfant et les dimensions du bassin de la mère. L'adoption de ces positions directes me paraît d'autant plus surprenante , que la courbure de la région lombaire du rachis et la convexité de l'angle sacro-vertébral facilitent et déterminent la conversion des positions directes en obliques. D'ailleurs , les connaissances en physique que possédait l'auteur, lui ont fait annoncer dans son ouvrage que deux corps sphériques , se touchant par un très-petit point de leur surface, ne pouvaient rester long-temps en rapport; d'où résultait une déviation au-devant de l'une des symphyses sacro-iliaques.

Si BAUDELOCQUE a mis beaucoup de confusion dans les distinctions des positions nombreuses qu'il a reconnues aux diverses régions de l'enfant, et s'est éloigné de la marche que la nature suit ordinairement, il faut convenir qu'il nous a transmis des notions précieuses, et qu'il a fait faire des progrès réels à l'art des accouchements. Déjà il sentait le besoin d'être guidé par la distinction des positions de l'enfant, dont ses prédécesseurs ne s'étaient pas encore occupés. Mais quand on est entraîné par l'enthousiasme de l'innovation, quelque bonne d'ailleurs qu'elle puisse être , on semble oublier qu'il est bien rare qu'elle n'entraîne pas dans quelques erreurs.

M. GARDIEN reconnaît les quatre positions diagonales de l'occiput, et leur a donné des noms particuliers.

Les deux premières positions des pieds et des fesses sont diagonales, et les deux dernières sont directes ; les quatre positions des genoux sont également directes , semblables à celles adoptées par BAUDELOCQUE.

Quant aux positions des régions du tronc fœtal, M. GARDIEN expose : 1.º celles des régions latérales ; 2.º celles de la partie postérieure de l'enfant ; 3.º enfin celles de sa partie antérieure.

Les quatre positions des régions latérales du tronc fœtal sont semblables à celles que BAUDELOCQUE a reconnues ; mais avec cette différence que dans la première position la tête et le cou sont logés dans la fosse iliaque gauche , comme dans la troisième position de BAUDELOCQUE ; la deuxième position est la quatrième , la troisième est la première, et la quatrième est la deuxième.

Les quatre positions de la partie antérieure de l'enfant sont les mêmes que celles admises par BAUDELOCQUE ; mais toujours avec cette différence que la première, où la tête se trouve dans la fosse iliaque gauche, est la troisième suivant BAUDELOCQUE, la deuxième est la quatrième , etc.

RÉFLEXION. — Ces différences dans les positions du corps du fœtus, établies par M. GARDIEN , et comparées à celles qui sont exposées dans l'ouvrage de BAUDELOCQUE, viennent sans doute de ce qu'il est rare de voir la tête ou le tronc en parfait rapport avec la colonne vertébrale , qui par sa courbure tend à les faire dévier à droite ou à gauche ; alors si le tronc est porté à droite , la tête se placera au-dessus de la cavité cotyloïde gauche, pour donner la première position diagonale ; si , au contraire, le tronc se range à gauche de la colonne vertébrale , la tête s'inclinera au-dessus de la cavité cotyloïde droite pour donner la deuxième position diagonale.

Dans les cas où la tête répond à la colonne vertébrale, elle peut être déviée à droite, et les membres pelviens iront se placer au-dessus de la cavité cotyloïde gauche, comme dans la troisième position diagonale ; enfin la tête peut s'incliner à gauche, et les membres pelviens se porteront au-dessus de la cavité cotyloïde droite, présentant la quatrième position. Ces quatre positions obliques deviennent parallèles aux plus grands diamètres du détroit abdominal. Pourquoi donc accorder la préférence aux positions directes ?

M. Capuron ne reconnaît avec raison que quatre positions diagonales au sommet de la tête, l'occiput répondant 1.° à la cavité cotyloïde gauche, 2.° à la cavité cotyloïde droite, 3.° à la symphyse sacro-iliaque droite, 4.° à la symphyse sacro-iliaque gauche.

Il considère également quatre positions diagonales dans les présentations des autres régions de l'ovoïde fœtal ; mais il commet une erreur au sujet des quatre positions des régions de la surface postérieure du tronc, quand il nomme ces positions en sens inverse des rapports que doivent avoir les quatre surfaces du tronc du fœtus avec les quatre parties diagonales de la cavité de la matrice ; ainsi la première position de la nuque, du dos, des lombes est la troisième, la deuxième est la quatrième, etc. Cette erreur n'eût pas été commise, si M. Capuron ne s'était pas contenté d'envisager seulement la présence de l'une de ces régions au détroit abdominal ; mais il fallait concilier en même temps les rapports des surfaces du tronc fœtal avec les parties diagonales de la cavité utérine.

Lorsque j'examine avec attention les quatre positions diagonales des faces latérales du tronc de l'enfant, je ne suis point surpris que les auteurs modernes qui ont écrit après M. Capuron, se soient éloignés de sa doctrine ; cependant il a bien reconnu que la nature dirigeait toujours la longueur du tronc fœtal suivant les diamètres obliques : et il nomme première position des régions latérales celle qui existe quand la tête est placée au-dessus de la cavité cotyloïde gauche ; deuxième position, si elle répond à la cavité cotyloïde droite ; troisième position, quand la tête est devant la symphyse sacro-iliaque droite ; enfin quatrième position, la tête se trouvant près de la symphyse sacro-iliaque gauche.

Mais chacune de ces positions m'offre deux présentations de l'une des régions latérales, bien différentes l'une de l'autre. Je prends pour exemple le bras sorti. Dans la première position, suivant M. Capuron, la tête de l'enfant est située vers la cavité cotyloïde gauche, les pieds au-dessus de la symphyse sacro-iliaque droite ; et si le plan antérieur du tronc regarde la fosse iliaque gauche, le bras droit se présente, et c'est le bras gauche si le plan antérieur du tronc regarde la fosse iliaque droite. Je trouve donc dans cette première position des bras la deuxième position du bras droit sorti (voyez la 4.ᵉ fig. de la 3.ᵉ planche), et la quatrième position du bras gauche sorti (voyez la 4.ᵉ figure de la 5.ᵉ planche). Ces deux présentations des bras sont bien différentes, parce que la main droite doit être préférée pour faire la version de l'enfant qui présente le bras droit en deuxième position ; et la main gauche sera d'élection, si le bras gauche vient en quatrième position.

La première position des bras, suivant M. CAPURON, réunit donc la deuxième et la quatrième ; il en est de même de ses trois autres positions. Je me contenterai de citer cette première position pour exemple, afin de prouver que les étudiants en médecine, et même les praticiens sont souvent exposés à se trouver embarrassés dans le choix de la main, et qu'il ne suffit pas d'envisager seulement les rapports de la région du fœtus avec le détroit abdominal, mais encore ceux du tronc fœtal avec les parties principales de la cavité de la matrice. Cette dernière connaissance rassure le praticien dans l'exécution de son opération manuelle, et lui est d'un très-grand secours dans le temps d'exploration, puisqu'il peut prévoir d'avance la position de l'enfant.

MAYGRIER reconnaît les quatre positions diagonales de l'occiput, des pieds et des genoux ; mais il n'admet que deux positions par les fesses : dans la première, la tête et le dos regardent la fosse iliaque gauche ; et les membres inférieurs, relevés sur le tronc, répondent à la fosse iliaque droite ; la hanche gauche correspond à la symphyse pubienne, et la hanche droite à la saillie sacro-vertébrale. La seconde position est l'inverse de la première. Ces positions sont directes, tandis qu'elles sont diagonales suivant BAUDELOCQUE, M. GARDIEN, M. CAPURON, etc.

Relativement aux présentations du tronc, MAYGRIER ne donne au dos que deux positions transversales au-dessus du détroit abdominal ; dans la première la tête repose sur la fosse iliaque gauche, et les pieds sur la fosse iliaque droite ; la main droite saisit les pieds à droite et les amène en deuxième position, au lieu de les entraîner en première. La deuxième position est l'inverse, et la main gauche agit en prenant les pieds dans la fosse iliaque gauche pour les amener en première position, au lieu de les extraire en deuxième.

Toutes les autres présentations des régions antérieures et latérales du tronc offrent également les deux mêmes positions ; l'enfant est situé en travers, sa tête dans la fosse iliaque gauche, ses pieds dans la fosse iliaque droite pour la première position, et c'est l'inverse pour la seconde. Le précepte qu'il donne est de se servir de la main droite pour saisir les pieds situés dans la fosse iliaque droite, et de la main gauche pour aller à la recherche des pieds de l'enfant qui sont à gauche de la mère, en faisant correspondre entièrement la face palmaire de la main introduite à la surface antérieure du tronc fœtal.

Dans mes autres livraisons, je ferai sentir les inconvénients de cette manœuvre basée sur l'admission erronée de ces deux seules positions directes, suivant le diamètre transversal ou bi-iliaque.

Madame veuve BOIVIN ne s'est pas contentée d'admettre les six positions de l'occiput suivant BAUDELOCQUE : elle en a formé deux autres intermédiaires, qu'elle nomme occipito-iliaque gauche et occipito-iliaque droite. Dans la première position du devant du cou, de la poitrine, du ventre, du devant des cuisses, M.me BOIVIN place la tête au-dessus des pubis, et les pieds en arrière vers les lombes de la mère ; c'est l'inverse pour la deuxième position : dans la troisième, la tête se trouve à gauche et les pieds à droite ; enfin la quatrième position offre la tête à droite et les pieds à gauche.

Du reste, les quatre positions admises par Mme Boivin dans les présentations des régions postérieures, latérales du tronc du fœtus, sont semblables aux précédentes : 1.º la tête est placée au-dessus des pubis, 2.º vers l'angle sacro-vertébral, 3.º sur la fosse iliaque gauche, 4.º sur la fosse iliaque droite. Ces positions directes sont défectueuses. Le but principal du procédé opératoire, détaillé dans cet ouvrage, est de se servir de la main droite pour aller saisir les pieds qui sont à gauche, et de la main gauche si les pieds sont à droite. Ce procédé opératoire est l'opposé de celui de Maygrier.

Réflexion. — Je ne peux entrer ici dans aucune discussion pour faire sentir les inconvénients de cette doctrine ; l'exposé en sera fait dans mes autres livraisons où je prouverai (en prenant seulement pour exemple la troisième position des régions latérales droites du tronc fœtal, la tête logée dans la fosse iliaque gauche), que, pour le succès du procédé opératoire, la main droite, choisie par Mme Boivin, doit réduire cette troisième position défectueuse à la deuxième position diagonale du bras droit sorti. (V. la 4.e figure de la 3.e planche), etc.

M. Dugès distingue les positions du fœtus, relatives au détroit abdominal, en cinq genres, et chaque genre en plusieurs espèces. Le premier genre est le vertex, qui offre les quatre espèces de positions diagonales, généralement reconnues : 1.º l'occiput à gauche et en avant, 2.º l'occiput à droite et en avant, 3.º l'occiput à droite et en arrière, 4.º l'occiput à gauche et en arrière.

Le deuxième genre est le pelvis, qui présente quatre espèces de positions : 1.º les lombes sont à gauche, 2.º les lombes à droite, 3.º les lombes en avant, 4.º les lombes en arrière.

Le troisième genre est la face, à laquelle l'auteur ne reconnaît que deux espèces de position : 1.º le vertex est à gauche; 2.º le vertex est à droite.

Le quatrième genre est l'épaule droite pour laquelle on distingue deux espèces de position : 1.º le dos se trouve en avant; 2.º le dos est en arrière.

Enfin le cinquième genre est l'épaule gauche, qui n'offre à l'auteur que deux espèces de position : 1.º le dos est en avant; 2.º le dos se trouve en arrière.

Réflexion. — Quelque simple que paraisse être cette distinction, il n'en est pas moins vrai que les espèces de tous ces genres, excepté celles du premier, sont des positions directes, que les prédécesseurs de M. Dugès n'ont pas reconnues dans toutes les positions du pelvis. Quoi qu'il en soit, de quelque manière que le praticien agisse dans l'accouchement manuel, il sera toujours obligé de diriger le tronc du fœtus suivant l'une des quatre positions diagonales qui se trouvent dépeintes sur mes planches.

M. Velpeau, en parlant de la version pédalique, réduit les positions de la tête à deux directes, suivant le diamètre bi-iliaque ; il appelle la première occipito-iliaque gauche, et la deuxième occipito-iliaque droite.

Réflexion. — Il faut convenir que cette réduction des positions est idéale et contraire aux plus fréquents événements de la nature. Si l'auteur conseille l'emploi de la main gauche pour la première position, et de la main droite pour la deuxième; c'est que, dans le premier cas, il est obligé de ramener la tête et le tronc suivant la première ou la quatrième position diagonale de l'occiput , et d'extraire les pieds en deuxième position ; et , dans le second cas , avec la main droite il dirige la tête et le tronc de l'enfant dans la deuxième ou la troisième position diagonale de l'occiput, et fait l'extraction des pieds en première position.

Les présentations des surfaces ou plans antérieurs et postérieurs du tronc fœtal étant plus rares , M. Velpeau commence par l'exposé des positions de l'épaule et du côté.

Réflexion. — On ne rendra pas plus facile l'instruction des étudiants en médecine en rangeant toutes les présentations de l'épaule à quatre positions directes , savoir : 1.º la position dorso-pubienne , 2.º dorso-sacrée , 3.º dorso-iliaque gauche , 4.º dorso-iliaque droite. Sans contredit, cette distinction des positions s'éloigne de la marche heureuse de la nature , qui ne varie point dans ses opérations , quelles que soient les présentations de la tête et du tronc de l'enfant, qu'elle tend toujours à diriger diagonalement suivant les diamètres les plus étendus. Il faut donc réduire à leur juste valeur les nombreuses classifications qui se sont succédées depuis Solayrès et Baudelocque. N'est-il pas désolant de voir deux auteurs modernes n'être pas d'accord sur le choix de la main pour faire la version de l'enfant dans le cas de la présentation de l'épaule gauche , dorso-sacrée , la tête étant placée dans la fosse iliaque gauche ? M. Velpeau conseille l'introduction de la main gauche , tandis que Maygrier veut se servir de la main droite.

M. J. Hatin reconnaît les quatre positions diagonales du sommet de la tête et les deux positions directes , qu'il appelle la cinquième et la sixième , en imitant M. Gardien. Il distingue avec raison quatre positions diagonales aux pieds , aux genoux et au siège.

Dans la première position diagonale de la présentation de la région postérieure du tronc fœtal, M. Hatin dit que la tête répond à la cavité cotyloïde gauche, le siège et les lombes en arrière et à droite, le dos en bas, le ventre en haut, le côté droit en arrière et à gauche, le côté gauche en avant et à droite.

Réflexion. — Il est facile de reconnaître la troisième position diagonale de la région postérieure du tronc et non la première ; on répète ici l'opinion de M. Capuron.

L'auteur conseille de se servir de la main droite pour faire la version céphalique, si la tête est plus rapprochée ; il la ramène alors en troisième position de l'occiput, position non naturelle suivant M. Capuron ; car l'accoucheur est obligé de venir au secours de la nature par l'application du forceps. La version pédalique est donc préférable.

La deuxième position diagonale de la région postérieure du fœtus est la quatrieme, etc.

M. Hatin se rend à l'opinion de M.ᵐᵉ Boivin pour les deux dernières positions de la région postérieure du fœtus : elles sont directes. En effet, dans l'une , la tête est située au-dessus de la symphyse pubienne; dans l'autre, elle se trouve au-devant de l'angle sacro-vertébral, avec cette différence cependant, que M.ᵐᵉ Boivin appelle ces deux positions directes première et seconde position de la région postérieure du tronc fœtal.

Mais pourquoi oublier et ne pas reconnaître plutôt l'existence des positions opposées aux deux premières diagonales?

Les deux premières positions des régions antérieures du fœtus ou de son tronc sont diagonales ; les deux dernières sont directes : dans l'une l'extrémité céphalique est en avant, dans l'autre elle est en arrière.

M. Hatin considère quatre positions à chaque région latérale du fœtus, savoir : deux diagonales et deux directes. Il examine d'abord la présentation de la région latérale droite, et dans la première position diagonale de cette région, il place la tête au-dessus de la cavité cotyloïde gauche, les pieds et le siège au-dessus de la symphyse sacro-iliaque droite, le dos en avant et à droite, le ventre en arrière et à gauche ; par conséquent il donne précisément ma deuxième position diagonale du côté droit et du bras droit sorti. (V. la 4.ᵉ figure de la 3.ᵉ planche.)

L'opération manuelle qu'il conseille dans cette premiere position diagonale ne peut convenir. Il met en supination la main gauche d'introduction pour faire pivoter le fœtus sur son axe céphalo-coccygien, et ramener en arrière le côté gauche qui est en-dessus ; il reporte la main sur ce dernier et le parcourt jusqu'aux pieds qu'il veut dégager comme dans sa première position des régions antérieures et postérieures. Lorsque je ferai l'exposé de mes opérations manuelles dans les autres livraisons, je ferai sentir les inconvénients et les difficultés d'un semblable procédé.

Dans la deuxième position diagonale de la région latérale droite du fœtus, la tête est au-dessus de la cavité cotyloïde droite, l'extrémité abdominale au-dessus de la symphyse sacro-iliaque gauche, le dos en arrière et à droite, le ventre en avant et à gauche. Il est facile de reconnaître ici la troisième position diagonale du bras droit sorti. (V. la 4.ᵉ figure de la 4.ᵉ planche.)

M. Hatin dit que la tête est au-dessus des pubis, le dos à droite, le ventre à gauche dans la troisième position de la région latérale droite du fœtus ; et que la tête correspond à l'angle sacro-vertébral, le dos à gauche, le ventre à droite dans la quatrième position de cette même région. Ces deux dernières positions sont directes ; elles sont désignées les premières par M.ᵐᵉ Boivin. Pourquoi trouver des différences si sensibles dans les classifications de chaque auteur ?

Si je voulais m'en tenir aux deux positions diagonales de la région latérale gauche du fœtus, qui sont les deux premières de cette région admises par M. Hatin, je désignerais la quatrième position du bras gauche sorti, dépeinte dans la 4.ᵉ figure de ma 5.ᵉ livraison, où se trouvent, comme dans sa première position diagonale, 1.º la tête au-dessus de la cavité cotyloïde gauche ; 2º l'extrémité pelvienne au-dessus de la symphyse sacro-iliaque droite ; 3.º le dos en arrière et à gauche ; 4.º le ventre en avant et à droite ; de même sa deuxième position diagonale caractérise parfaitement la première position du bras sorti (V. la 4.ᵉ figure de la 2.ᵉ planche), puisque 1.º la tête est au-dessus de la cavité cotyloïde droite ; 2.º l'extrémité pelvienne au-dessus de la symphyse sacro-iliaque gauche ; 3.º le dos est en avant et à gauche ; 4.º le ventre en arrière et à droite.

Dans cette deuxième position, que je prouve être plutôt la première, M. Hatin fait le choix de la main droite, parce que les pieds sont à gauche : c'est une erreur.

En effet, malgré l'inclinaison de l'extrémité pelvienne vers la symphyse sacro-iliaque gauche, il n'en est pas moins vrai cependant que les pieds sont dirigés à droite. Le précepte général dans l'accouchement manuel est de faire correspondre la face palmaire de la main d'introduction aux pieds qu'elle doit saisir ; et il est évident ici que la main gauche doit être préférée. On ne serait pas alors obligé, en se servant de la main droite en supination, de faire pivoter le fœtus sur son axe céphalo-coccygien, de manière à ramener en arrière le côté droit qui se trouve en-dessus. Mon procédé opératoire avec la main gauche est plus sûr, plus simple et absolument conforme à l'opération manuelle généralement adoptée pour faire la version pédalique, lorsqu'il faut terminer sans retard dans le cas de présentation de la tête suivant la première position de l'occiput.

Si des accidents graves, tels qu'une perte abondante, des convulsions, etc., nécessitent promptement la terminaison de l'accouchement, doit-on faire la version céphalique préférablement à la version par les pieds, dans l'hypothèse du plus grand rapprochement de la tête, même de sa présence au détroit abdominal ? Cette question importante mérite de fixer l'attention des accoucheurs, et m'engage à faire une dissertation succincte sur la version céphalique, afin de l'apprécier à sa juste valeur, et de ne pas laisser l'innovation séduire le praticien.

DISSERTATION

SUR LA VERSION CÉPHALIQUE.

Une très-ancienne doctrine (la version du fœtus par la tête, appelée version céphalique), se trouve mise actuellement en vigueur, et préconisée par **M. Flamant**, accoucheur distingué. Cette doctrine tombée entièrement en désuétude depuis quelques siècles , ne comptait plus de partisans parmi les accoucheurs les plus instruits.

Examinons donc un instant 1.º comment on a pu songer à la version céphalique, et faire renaître cette ancienne pratique.

2.º Dans quelle circonstance peut-on avoir recours à la version céphalique?

3.º Doit-on la pratiquer indistinctement dans les présentations de toutes les régions du tronc fœtal ?

4.º La version céphalique est-elle également indiquée dans tous les cas d'accidents graves , qui nécessitent la terminaison prompte et sans retard de l'accouchement pour sauver la vie de la mère et de l'enfant ?

5.º Est-on sûr , en opérant la version céphalique , de saisir toujours avec le forceps la tête amenée au détroit abdominal , si des accidents graves obligent de terminer sans délai l'accouchement ?

6.º Peut-on également maintenir la tête sur le détroit abdominal , et faire constamment correspondre l'occiput à l'axe de ce détroit , pour faciliter le mécanisme de l'accouchement naturel ?

Premièrement, on a songé à faire la version céphalique , lorsqu'on éprouvait de la difficulté à parvenir aux pieds dans le cas de la présentation d'une des régions du tronc fœtal , voisine de la tête ; celle-ci , en raison de la grande mobilité du fœtus , sur le tronc duquel on agissait , a pu être amenée facilement au centre du détroit abdominal , et y être maintenue par l'application de l'autre main sur le ventre de la femme , pour soutenir la longueur de l'ovoïde utérin suivant la direction de l'axe de ce détroit , et déprimer en même temps la tête. Les contractions utérines continuant d'agir avec force , sans complication d'accidents , ont expulsé la tête , après un temps plus ou moins long , suivant le mécanisme de l'une des deux premières positions de l'occiput.

Ainsi donc , pour répondre à la deuxième question , dans quelle circonstance peut-on pratiquer la version céphalique avantageusement ? Je dirai que le travail de l'accouchement doit nous offrir quatre conditions favorables : 1.º le moment de la rupture des membranes , l'orifice utérin étant bien dilaté : 2.º le séjour d'une assez grande quantité des eaux amniotiques pour laisser un peu de mobilité au tronc fœtal sur lequel on doit agir ; 3.º de fortes contractions utérines après la version céphalique : 4.º l'absence de l'un des accidents qui nécessitent sans délai la terminaison de l'accouchement. On alléguera sans doute que l'application du forceps , dont l'usage était inconnu aux anciens , peut être faite sur la tête de l'enfant située au détroit abdominal , parce que , depuis l'invention et la correction faites par le savant accoucheur le baron DUBOIS , les cuillers de cet instrument sont plus longues , mieux courbées , plus propres à suivre la direction des axes des détroits , et peuvent saisir la tête engagée dans le détroit abdominal. Il faut donc que la tête soit fixée d'une manière invariable , et ne soit pas mobile au-dessus de ce même détroit ; car elle glisserait sous l'impression de ces cuillers et ne pourrait être saisie. Or , l'épuisement des forces de la femme , une perte utérine ne laissent point assez d'énergie à la matrice pour agir sur la tête, la rendre immobile et l'engager dans le détroit abdominal. Cette dernière considération a rapport à la quatrième question ; passons à la troisième.

Doit-on pratiquer la version céphalique indistinctement dans les présentations de toutes les régions du tronc fœtal , même lorsque l'extrémité pelvienne s'engage dans l'orifice utérin , comme les anciens l'ont conseillé ? S'il ne survient point d'accidents graves qui nécessitent la prompte terminaison de l'accouchement , la version céphalique offre ses avantages toutes les fois que les régions du tronc fœtal , qui se présentent au détroit supérieur , sont voisines de la tête , que l'on doit ramener à ce même détroit dans l'une des deux positions occipito-antérieures. Mais les autres régions du tronc fœtal , qui se rapprochent davantage de l'extrémité pelvienne , exigent préférablement la recherche des pieds qui ne sont pas éloignés de l'axe du détroit abdominal. Donnons-nous garde de partager ici l'opinion aveugle des anciens , qui prétendaient que l'accouchement naturel devait s'opérer seulement par la présentation de la tête , et conseillaient toujours la version céphalique , même lorsque les pieds franchissaient l'orifice utérin et paraissaient dans le vagin. Voudrions-nous retomber dans le siècle de l'ignorance , et faire une trop grande rétrocession dans l'art des accouchements , si perfectionné de nos jours ? Non , sans contredit : tous les habiles accoucheurs se sont convaincus que nombre de fois la nature était triomphante dans la présentation des pieds , et qu'elle se suffisait à elle-même en leur faisant voir ses phénomènes admirables ; aussi ont-ils étudié avec soin le mécanisme de l'accouchement naturel par les pieds , pour en indiquer les temps les plus avantageux , l'imiter et venir à son secours , si l'un de ces temps s'écarte de la marche convenable dans le cas même de la présentation des pieds , et sur-tout lorsque nous sommes obligés d'aller en faire la recherche.

Concernant la quatrième question : La version céphalique est-elle également indiquée dans tous les cas d'accidents graves qui nécessitent la terminaison prompte et sans délai de l'accouchement, pour sauver la vie de la mère et de l'enfant ? Ces accidents sont l'hémorragie, les convulsions, l'épuisement des forces de la femme, l'issue du cordon ombilical, etc. Examinons seulement le cas de l'hémorragie abondante de l'utérus : La version céphalique sera-t-elle faite avec autant de promptitude et de sûreté que la version par les pieds ? Quand on considère les mouvements réitérés qu'il faut imprimer sur le tronc fœtal pour ramener peu à peu la tête au détroit supérieur, l'impuissance de la matrice sur la tête devenue trop mobile, lorsqu'elle n'est point fixée dans ce détroit, et l'impossibilité de la saisir alors avec le forceps dirigé par la main la plus exercée, on exposera infailliblement la mère et l'enfant à périr bientôt, pendant l'opération manuelle. Il faut donc préférer la version pédalique; elle nous offrira les succès heureux que j'eus en 1806. « J'assistais quatre femmes » malades d'accoucher, qui éprouvaient les pertes les plus abondantes, compliquées » de syncopes fréquentes. Je fis la version par les pieds très-promptement, et j'eus » le bonheur de sauver la vie de ces quatre femmes et de leurs enfants. » Toutefois, dans ces quatre accouchements, que je cite seulement pour exemple (*), la tête se présentait au moment de la rupture des membranes et de l'écoulement des eaux amniotiques; la nature avait donc opéré seule la version céphalique; mais la matrice trop affaiblie par la perte, n'avait plus assez d'énergie pour engager la tête au détroit abdominal, et ne pouvait pas même la fixer sur la circonférence de ce détroit. Le temps beaucoup trop long et nécessaire à l'introduction du forceps, et la difficulté de saisir avec cet instrument la tête mobile au-dessus du détroit abdominal, eussent laissé périr d'hémorragie ces quatre femmes et leurs enfants. La version céphalique serait ici bien préjudiciable.

Je ne peux passer sous silence quelques réflexions que me suggère l'issue d'une anse plus ou moins longue du cordon ombilical, aussitôt après la rupture des membranes. Si elle s'échappe au-dessous de la tête engagée au détroit abdominal, il faut de suite recourir à l'application du forceps pour éviter la prolongation de la compression de la tête sur le cordon, qui ferait périr l'enfant par la privation du fluide vivifiant et réparateur qu'il reçoit de sa mère. L'impression du froid sur le cordon détermine le même accident. Mais si l'anse du cordon ombilical tombe dans le vagin et franchit la vulve, la tête se trouvant mobile au-dessus du détroit, ne pourra être saisie par le forceps; il faut alors, sans délai, recourir à la version pédalique, que j'opérai avec succès l'année dernière sur une boulangère, enceinte de son premier enfant. Je reconnus à travers les membranes la présence du cordon par les pulsations des artères ombilicales. Lorsque l'orifice utérin fut amplement dilaté, je rompis la poche des eaux amniotiques; une anse très-longue du cordon ombilical sortit aussitôt et descendit jusqu'à l'entrée du vagin, dans lequel je la maintins pendant la dilatation graduée des parties génitales externes; j'allai à la recherche des pieds en me servant de la main gauche, parce que j'avais reconnu la position occipito-cotyloïdienne gauche. La terminaison de l'accouchement fut assez prompte et l'enfant fut extrait bien vivant.

(*) Sans compter un très-grand nombre d'accouchements semblables, que j'ai terminés avec le même succès depuis cette époque.

La tête trop mobile au-dessus du détroit abdominal n'eût pu être saisie par le forceps, parce que l'introduction de ses branches l'eût éloignée. Le temps trop long de cette manœuvre n'eût point mis le cordon à l'abri de la compression et du refroidissement qui eussent fait périr l'enfant. Dans ce cas la version pédalique est préférable, malgré la présentation avantageuse de la tête.

Cinquième question. — Est-on sûr, en opérant la version céphalique, de saisir toujours avec le forceps la tête amenée au détroit abdominal, si des accidents obligent de terminer sans délai l'accouchement? J'ai déjà répondu à cette question en prouvant qu'il est impossible de saisir avec le forceps la tête mobile au-dessus du détroit supérieur, parce que l'introduction des cuillers de cet instrument l'en tient éloignée, quoique cette introduction soit exécutée avec méthode et réitérée plusieurs fois On s'expose donc, par une obstination irréfléchie, à perdre un temps précieux, et à voir la femme périr d'hémorragie ou d'autres accidents. Il vaut mieux avoir recours à la version pédalique.

Relativement à la sixième question. — Peut-on également maintenir la tête sur le détroit abdominal et faire toujours correspondre l'occiput à l'axe de ce détroit, pour faciliter le mécanisme de l'accouchement naturel? La tête ne peut être quelquefois maintenue sur le détroit supérieur, ne peut même s'y engager convenablement, quels que soient les efforts que l'on puisse faire, et quelque énergiques que soient les contractions de l'utérus, si la position défectueuse du fœtus, qu'il est nécessaire de rectifier pour terminer l'accouchement, ne s'est point changée au moment de la rupture des membranes par les mouvements partiels ou de totalité que l'enfant peut exécuter à cet instant même; car si cette mauvaise position est ancienne, et a toujours été conservée par le fœtus dans tous les temps de la grossesse, tel que le renversement de son tronc sur le dos, en sens inverse de son attitude naturelle, vous ne réussirez jamais à ramener et à maintenir l'occiput sur le centre du détroit abdominal, dans le cas même de la présentation de la face. La tête arrondie, volumineuse, enduite d'une substance onctueuse et mucilagineuse, ne peut être saisie par la main, et souvent le levier ne suffit pas pour nous procurer ce but avantageux. D'ailleurs les muscles extenseurs de la tête l'emportant sur les fléchisseurs, ne peuvent permettre le maintien de cette réduction. Il est donc indispensable d'aller préférablement à la recherche des pieds; opération manuelle plus certaine et plus prompte, et qui n'offre point d'inconvénients lorsqu'elle est exécutée avec méthode.

La version céphalique ne paraît utile que dans les présentations des régions du tronc fœtal voisines de la tête, sans complication d'accidents. La longueur de la tête ramenée suivant la direction de l'axe du détroit abdominal, la nature en fera l'expulsion si les contractions de la matrice sont fortes, fréquentes et bien soutenues. Dans le cas contraire, on sera obligé d'avoir recours au forceps.

Nous venons de voir que nombre de circonstances exigent impérieusement la version pédalique. Examinons actuellement quelle est la meilleure manière d'y procéder; tâchons de la simplifier et d'en rendre la pratique plus facile et plus efficace pour le salut des mères et de leurs enfants.

CONSIDÉRATIONS GÉNÉRALES

SUR

LA VERSION DE L'ENFANT PAR LES PIEDS,

OU

VERSION PÉDALIQUE.

————————

Les préceptes généraux résultant de l'analogie des positions diagonales, que je distinguerai en quatre principales, formeront ma première livraison. Mais avant de les examiner, je vais rapporter en peu de mots les causes qui déterminent l'accouchement manuel.

Dans les autres livraisons, je donnerai le détail des meilleures manœuvres; je ferai voir les modifications qu'exigent les divers temps de ces manœuvres, et j'enseignerai les nouveaux procédés manuels qui m'ont offert les plus grands avantages. Chaque livraison renfermera les planches où se trouveront les figures en nombre suffisant pour faire concevoir les différents temps de l'opération manuelle, et pour la mettre plus facilement à exécution.

Les causes qui obligent de terminer l'accouchement avec la main introduite dans la matrice, sont en général de deux espèces : 1.º du côté de la mère, quelques maladies particulières et l'invasion de quelques accidents ; 2.º du côté de l'enfant, sa mauvaise situation, le prolapsus du cordon ombilical. Relativement à la mère, une hémorragie abondante, les convulsions, les syncopes, la suspension ou la cessation des contractions de l'utérus, si elles ne peuvent être excitées par l'emploi du seigle ergoté, l'épuisement des forces de la malade, une hernie menacée d'étranglement, un anévrisme, sont autant d'accidents qui déterminent la version de l'enfant pour l'amener par les pieds, lors même que la tête serait dans la meilleure position pour l'accouchement naturel, si elle ne peut être saisie par le forceps, ni être extraite promptement. Cependant on doit, avant d'en venir à l'opération, employer tous les moyens propres à faire cesser ou au moins à calmer ces accidents, et à prévenir les suites funestes qui peuvent en résulter.

Mais la mauvaise situation du tronc fœtal , qui présente à l'orifice utérin une des régions de ses quatre plans , nous force à recourir infailliblement à la terminaison de l'accouchement avec la main , rarement par la version céphalique , mais plutôt en allant à la recherche des pieds.

Je n'entrerai dans aucun détail sur l'une ou l'autre de ces causes dont les auteurs nous ont donné les plus longs exposés. Il s'agit uniquement ici de l'opération manuelle qu'il faut connaître d'une manière plus positive , et en même temps plus avantageuse pour les femmes qui nous appellent à leur secours.

En lisant les traités des accouchements manuels , j'ai vu plusieurs auteurs annoncer, plutôt par imitation que par expérience . que la plus grande étendue de l'une des régions de l'ovoïde fœtal était dirigée suivant les diamètres bi-iliaque et sacro-pubien. La nature dément cette assertion ; car toutes les fois qu'il existe une juste proportion entre les dimensions du volume de l'enfant et celles du bassin de la mère , la plus grande longueur de la région qui se présente , (que ce soit l'une des extrémités céphalique ou pelvienne, ou bien l'un des quatre plans du tronc du fœtus), se trouve toujours dirigée suivant l'un des deux diamètres obliques du détroit abdominal , si le bassin est bien conformé d'ailleurs. Les positions directes ne sont pas admissibles, quand on considère surtout la convexité et la courbure formées par les vertèbres lombaires , et la saillie de l'angle sacro-vertébral.

Parmi les auteurs modernes , quelques-uns reconnaissent cette position diagonale seulement pour la tête, les membres pelviens et le siège du fœtus; mais ils veulent en même temps que la longueur du tronc soit dirigée suivant les diamètres bi-iliaque et sacro-pubien , lorsque l'une des régions de ce même tronc fœtal vient se présenter au détroit abdominal , où elle peut à la vérité correspondre à tous les points de sa circonférence , tandis qu'elle est mobile.

Comme je vais parler des diverses régions de l'ovoïde que forme l'enfant recourbé sur le plan antérieur de son tronc renfermé dans le sein de sa mère , il me paraît convenable de les distinguer ici succinctement.

L'ovoïde du fœtus présente deux extrémités : l'une est appelée céphalique , c'est la tête. et l'autre pelvienne , formée par le siège ou les fesses , les genoux et les pieds. Ces deux extrémités sont rapprochées l'une de l'autre par l'attitude la plus ordinaire du fœtus , qui rarement se trouve recourbé en sens contraire , et dans ce cas peut présenter à l'orifice utérin la partie antérieure du cou , la poitrine ou le thorax , le bas-ventre ou l'abdomen , trois régions qui forment le plan antérieur ou sternal du tronc du fœtus ; le plan postérieur de ce même tronc se compose de la nuque , du dos et des lombes ; enfin les plans latéraux offrent les épaules , les bras , les côtés du thorax et les hanches.

Un auteur moderne prétend , dans le traité de sa manœuvre , que, conformément à l'opinion du public sur la position en travers du tronc de l'enfant au détroit abdominal , il faut admettre que la longueur de ce tronc doit être toujours dirigée suivant le diamètre transversal ou bi-iliaque. Je répondrai à cela que le corps de l'enfant viendra également en travers sur le détroit abdominal , quoiqu'il soit dirigé suivant l'un de ces deux diamètres obliques tel que la nature nous l'offre journellement dans la pratique. Aussi la théorie étayée sur ces faits authentiques, reconnus par les meilleurs observateurs, nous apprend-elle que les diamètres obliques sont plus étendus que les deux directs, et que la longueur du tronc fœtal doit y correspondre préférablement ; quand on considère sur-tout 1.º la construction du bassin revêtu des parties molles, 2.º la présence de la colonne rachidienne, formant en tout sens une convexité dans sa région lombaire, qui tend toujours à faire incliner vers l'une des symphyses sacro-iliaques un des deux points de terminaison de la plus grande étendue de la région du tronc fœtal placée sur le détroit abdominal. Aussi la direction diagonale est constante toutes les fois qu'il existe une juste proportion entre le volume de l'enfant et les dimensions du bassin de la mère.

Les deux diamètres obliques du détroit abdominal, que je nomme le premier, cotyloïdo-sacro-iliaque droit, le second cotyloïdo-sacro-iliaque gauche, ont quatre points principaux de terminaison ; savoir : 1.º la cavité cotyloïde gauche, 2.º la cavité cotyloïde droite, 3.º la symphyse sacro-iliaque droite, 4.º la symphyse sacro-iliaque gauche. Quelle que soit la région de l'une des deux extrémités et du corps de l'ovoïde fœtal qui vienne correspondre à l'axe du détroit abdominal, la plus grande étendue de cette région est toujours dirigée suivant la longueur de l'un de ces deux diamètres obliques ; un des bouts du plus grand diamètre de cette même région correspondant à l'un des quatre points principaux de terminaison de ces mêmes diamètres obliques. Ainsi donc toutes les régions indistinctement de la tête, des pieds, des genoux, du siège ou des fesses, enfin des quatre plans postérieur, antérieur, latéral droit et latéral gauche du tronc du fœtus doivent nous faire reconnaître quatre positions spéciales, applicables aux présentations de toutes ces régions.

Ces quatre positions diagonales peuvent être appelées suivant les noms des parties du bassin qui correspondent aux quatre points de terminaison des diamètres obliques du détroit abdominal ; ainsi on peut nommer la première cotyloïdienne gauche, la deuxième cotyloïdienne droite, la troisième sacro-iliaque droite, la quatrième sacro-iliaque gauche. La première est plus avantageuse que la deuxième, par la présence de l'intestin rectum en arrière et à gauche ; la troisième est l'inverse de la première, et la quatrième l'inverse de la deuxième.

Ces quatre dénominations ne laissent à l'idée de l'étudiant en médecine, que les rapports de la présentation de la région de l'ovoïde fœtal avec les diamètres obliques du détroit abdominal ; mais elles ne lui dépeignent pas constamment les rapports des quatre plans du tronc du fœtus avec les parties diagonales de la cavité de la matrice, dans laquelle il est renfermé. Cette dernière connaissance est indispensable dans l'accouchement manuel, pour faire le choix invariable de la main d'introduction qui doit opérer plus sûrement et plus facilement la version de l'enfant par les pieds.

Ce précepte général sera rendu plus sensible en prenant pour exemple la position occipito-cotyloïdienne gauche, la plus fréquente et la plus heureuse. On remarque dans cette position (relativement à la présentation de la tête au détroit abdominal) que la suture pariétale est parallèle au diamètre oblique cotyloïdo-sacro-iliaque droit, et que l'occiput répond à la cavité cotyloïde gauche, le front à la symphise sacro-iliaque droite. Mais en se dépeignant (comme on doit le faire dans l'accouchement manuel) les rapports des quatre plans du tronc fœtal avec les quatre parties diagonales ou segments diagonaux de la cavité de la matrice parvenue à son dernier dégré de développement, vers la fin de la grossesse, on observe le plus ordinairement dans cette même position de l'occiput que le dos de l'enfant correspond au segment antérieur gauche de la matrice, au-dessus de la cavité cotyloïde gauche, le plan antérieur se trouve devant le segment utérin-postérieur droit, le plan latéral droit est placé derrière le segment utérin-antérieur droit, enfin le plan latéral gauche est devant le segment utérin-postérieur gauche. D'après cette disposition, les plus grands diamètres de la tête, de l'extrémité pelvienne et du corps de l'enfant, sont mis en rapport avec les plus grands diamètres du détroit abdominal, qui sont les deux obliques.

Ces explications seront plus faciles à comprendre, en se figurant que les deux lignes horizontales des diamètres obliques jouissent d'une grande élasticité, et par conséquent soient devenues curvilignes par leur allongement proportionné au développement gradué du globe utérin, sans cependant abandonner les cavités cotyloïdes ni les symphyses sacro-iliaques où elles sont fixées ; de manière que leur entrecroisement, élevé au-dessus du niveau du détroit abdominal, vienne correspondre à l'ombilic de la femme, en suivant l'axe de ce même détroit.

L'entrecroisement de ces deux diamètres, devenus ainsi curvilignes, s'applique sur le fond du globe ovoïde de la matrice, qui se trouve près l'ombilic de la femme, à la fin du neuvième mois de la grossesse. On voit alors-le parallélisme maintenu entre la direction oblique de l'axe du détroit abdominal et la longueur du globe utérin, même celui du fœtus lorsqu'il présente l'une de ses deux extrémités. Cette disposition convenable, jointe aux positions diagonales de la plus grande étendue de la région fœtale, placée sur ce même détroit, rend le plus ordinairement la nature triomphante dans ses fonctions.

D'après l'idée que l'on doit concevoir actuellement de la direction de ces deux curvilignes diagonales, il est facile de se convaincre que dans la version de l'enfant par les pieds, lorsque l'hémorragie utérine complique la présentation de l'occiput suivant l'une de ses quatre positions diagonales, le dos du fœtus répond à la moitié antérieure de la curviligne diagonale cotyloïdo-sacro-iliaque droite ; savoir : la première position de l'occiput, en opérant alors la version pédalique, le dos de l'enfant abandonne la moitié antérieure de cette même curviligne pour suivre le trajet de l'autre moitié postérieure ; les pieds sont amenés suivant la troisième position qu'il faut réduire à la deuxième, en tirant uniquement sur le membre pelvien droit, que l'on dirige peu à peu vers la cavité cotyloïde gauche. On observera un pareil phénomène relativement aux trois autres positions de l'occiput.

Ces deux curvilignes diagonales, divisées au lieu de leur entrecroisement, offrent quatre portions égales, bien distinctes ; deux antérieures, qui s'élèvent des cavités cotyloïdes, et deux postérieures, qui viennent des symphyses sacro-iliaques. (V. la 1.re figure de la 1.re planche.)

L'extrémité de la plus grande étendue de la région fœtale qui se présente au détroit supérieur, n'est pas toujours en rapport immédiat avec le trajet de ces deux curvilignes diagonales; elle peut être plus ou moins près de l'une de ces curvilignes; mais elle se trouve constamment dans l'espace qui avoisine l'une d'elles, et que les diamètres directs sacro-pubien et bi-iliaque séparent.

Pour mieux comprendre cette explication, j'ai fait diviser le globe utérin (distendu au dernier terme de la grossesse) en quatre segments diagonaux, par deux incisions dirigées suivant les deux diamètres directs sacro-pubien et bi-iliaque. Les deux segments antérieurs offrent, au milieu de leur base, les cavités cotyloïdes gauche et droite, et s'étendent de la symphyse pubienne à la section transversale, faite suivant le diamètre bi-iliaque; les deux segments postérieurs ont au milieu de leur base les symphyses sacro-iliaques droite et gauche, et sont compris entre l'angle sacro-vertébral et la même section transversale. Pour distinguer ces quatre segments diagonaux de l'utérus et voir l'intérieur de la matrice, j'ai fait renverser le segment utérin-antérieur gauche. (V. la 2.ᵉ figure de la 1.ʳᵉ planche.)

PRÉSENTATIONS

DE L'OCCIPUT ET DES AUTRES RÉGIONS DE L'UN DES QUATRE PLANS DU TRONC FŒTAL, DORSO-ANTÉRIEURES GAUCHES.

(PREMIÈRE POSITION DIAGONALE.)

On remarque dans la position occipito-cotyloïdienne gauche, prise préférablement pour exemple, que le dos répond au segment utérin-antérieur gauche. Vous verrez également le dos placé derrière le segment utérin-antérieur droit dans la position occipito-cotyloïdienne droite, le dos du fœtus en rapport avec le segment utérin-postérieur droit dans la position occipito-sacro-iliaque droite, enfin le dos regarde le segment utérin-postérieur gauche dans la position occipito-sacro-iliaque gauche. On pourrait donc désigner ces quatre positions de l'occiput sous les nouvelles dénominations de présentation 1.º dorso-antérieure gauche, 2.º dorso-antérieure droite, 3.º dorso-postérieure droite, 4.º dorso-postérieure gauche. Par ces nouvelles dénominations vous désignerez non-seulement les rapports de l'occiput avec le détroit abdominal, mais encore ceux des quatre plans du tronc fœtal avec les quatre segments diagonaux de l'utérus; vous concilierez de cette manière les positions de l'occiput au détroit abdominal avec celles du tronc fœtal dans la cavité de la matrice.

Ces connaissances acquises, vous saisirez plus facilement la possibilité d'établir la même analogie de position dans les présentations de toutes les régions des quatre plans du tronc fœtal, avec les quatre positions diagonales de l'occiput exposées ci-dessus.

« Maintenant il faut comparer entre elles toutes les 'positions dorso-antérieures gauches des régions des quatre plans du tronc fœtal, lorsque l'une d'elles vient se présenter au détroit abdominal. Vous verrez, comme dans les positions occipito-cotyloïdiennes gauches, que les mêmes rapports de ces quatre plans existent avec les quatre segments diagonaux de l'utérus. En effet, les régions du plan antérieur du tronc, savoir : la poitrine et le bas-ventre de l'enfant correspondent au segment utérin postérieur droit, le plan latéral droit de son tronc regarde le segment utérin-antérieur droit ; enfin le plan latéral gauche est situé devant le segment postérieur gauche de la matrice.

Cette position respective des plans du corps de l'enfant dans la cavité utérine devant être ainsi déterminée, si la nuque et la partie supérieure du dos se présentent au détroit abdominal, la tête doit être placée au-dessus de la symphyse sacro-iliaque droite, et non au-dessus de la cavité cotyloïde gauche ; mais la tête correspond à celle-ci dans le cas de la présentation de la gorge et du thorax. Vous verrez donc, dans toutes les présentations des régions des plans postérieur et antérieur du tronc fœtal ainsi dirigé, les mêmes rapports avec les quatre segments utérins diagonaux que vous avez remarqués dans la position occipito-cotyloïdienne gauche ; car, je le répète, dans ces présentations le vertex regarde le segment utérin-postérieur droit, le dos correspond au segment utérin-antérieur gauche, le plan latéral droit au segment utérin-antérieur droit, et le plan latéral gauche au segment utérin-postérieur gauche.

Vous observerez une pareille analogie de position dans la présentation des bras droit et gauche, dorso-antérieure gauche. Si le bras droit se présente, la tête répond à la symphyse sacro-iliaque gauche, le plan latéral gauche du tronc fœtal devenu concave, regarde le segment utérin postérieur gauche et le fond de la matrice : la partie inférieure du plan latéral droit est dirigée vers le segment utérin-antérieur droit. Mais dans le cas de la présentation du bras gauche, position dorso-antérieure gauche du tronc fœtal, la tête est placée au-dessus de la cavité cotyloïde droite, le plan latéral droit du tronc du fœtus est concave, regarde le segment utérin-antérieur droit, et se trouve un peu incliné vers le fond de l'utérus, tandis que la partie inférieure du plan latéral gauche correspond au segment utérin-postérieur gauche. (V. les cinq figures de la 2.ᵉ planche, et surtout les 4.ᵉ et 5.ᵉ figures.)

La difficulté de bien déterminer les positions des bras lorsqu'ils se présentent, m'oblige à faire beaucoup de répétitions pour préciser ces positions d'une manière évidente. La direction de la main, de l'avant-bras, du coude de l'enfant qui se rencontrent tantôt au détroit abdominal, tantôt dans le vagin, même hors de la vulve, ne peut suffire pour caractériser ces positions ; souvent on ne peut les reconnaître qu'après l'introduction de la main dans la cavité de la matrice : on distingue alors l'inclinaison du dos vers l'un des quatre segments diagonaux de l'utérus. Les rapports du dos de l'enfant avec l'un de ces segments utérins sont plus sensibles inférieurement qu'au fond de la matrice, vers lequel l'extrémité pelvienne de l'enfant est dirigée par la main gauche de l'accoucheur, préférablement introduite dans le cas de la position dorso-antérieure gauche. L'introduction de cette main d'élection redresse le tronc fœtal, concurremment avec la main droite de l'opérateur placée sur le ventre de la femme, et met dans un rapport plus parfait le dos de l'enfant avec le segment utérin-antérieur gauche. Ainsi donc, l'exposé ci-dessus prouve incontestablement que la première position des bras est semblable à la position occipito-cotyloïdienne gauche, puisque dans l'une et l'autre le dos de l'enfant répond diagonalement en avant et à gauche, son ventre en arrière et à droite, son côté droit en avant et à droite, enfin son côté gauche en arrière et à gauche.

Ayant prouvé l'analogie de toutes les premières positions des régions des quatre plans du tronc fœtal, qui se présentent au détroit abdominal, avec la première position de l'occiput, appelée position occipito-cotyloïdienne gauche, on doit les surnommer toutes dorso-antérieures gauches, parce qu'on peut toujours trouver le rapport du plan postérieur du tronc du fœtus avec le segment antérieur gauche de la matrice, quelle que soit la région de la surface de l'ovoïde fœtal qui vienne se fixer sur ce même détroit. Ainsi, la première position de l'occiput sera nommée présentation dorso-antérieure gauche : de même, les présentations de toutes les régions du tronc fœtal désignées d'abord sous leurs noms particuliers, seront également surnommées dorso-antérieures gauches. Cette nouvelle dénomination retrace en même temps la position de la région du fœtus au détroit abdominal, et celle des quatre plans du tronc fœtal qui se trouvent en rapport avec les quatre segments diagonaux de la matrice.

D'après cette explication, le praticien n'est plus embarrassé dans le choix de la main, qui doit être la gauche préférablement, toutes les fois que le dos de l'enfant répondra au segment utérin-antérieur gauche, et même au segment utérin-postérieur gauche. Mais chaque présentation des diverses régions de l'ovoïde fœtal exige des modifications particulières dans la manœuvre. Mes autres livraisons serviront à la description précise de toutes ces modifications.

La moindre réflexion laisse la conviction que dans cette analogie de positions, le dos de l'enfant ne correspond pas toujours au centre du segment utérin-antérieur gauche, mais peut se trouver en rapport avec tous les points de la largeur de ce segment. Aussi l'opération manuelle rectifie le rapprochement plus immédiat de la longueur du dos de l'enfant vers le centre de ce même segment.

L'exposé que je termine sur l'analogie des positions de l'un des quatre plans du tronc fœtal au détroit abdominal, avec la première position de l'occiput, peut également s'appliquer aux trois autres positions de cette même région. En établissant ainsi l'analogie des présentations de toutes les régions du tronc fœtal avec celles de l'occiput, suivant les quatre positions diagonales, il sera facile de distinguer toutes les espèces de positions du tronc de l'enfant, et surtout de ses bras, lorsqu'ils se présentent à la vulve.

PRÉSENTATIONS

DE L'OCCIPUT ET DES AUTRES RÉGIONS DE L'UN DES QUATRE PLANS DU TRONC FŒTAL, DORSO-ANTÉRIEURES DROITES.

(DEUXIÈME POSITION DIAGONALE.)

La deuxième position de l'occiput, appelée occipito-cotyloïdienne droite, offre le dos de l'enfant derrière le segment antérieur droit de l'utérus. De même, lorsque l'une des régions du plan postérieur, ou du plan antérieur, ou enfin des plans latéraux droit et gauche se fixe sur l'axe du détroit abdominal, le dos peut également correspondre au même segment utérin-antérieur droit. On désignera d'abord (comme dans les positions dorso-antérieures gauches), le nom de la région qui se présente au détroit abdominal, et on ajoutera le surnom de dorso-antérieur droit; exemple : les présentations de la nuque, du dos, de la poitrine. de l'abdomen, des épaules, des bras, etc., dorso-antérieures droites. (V. les cinq figures de la 3.ᵉ planche.)

Relativement aux deux plans latéraux du tronc fœtal, la position des régions qui les constituent, lorsque l'une d'elles se présente, n'est point facile à déterminer et ne peut être bien connue qu'en se rappelant l'exposé ci-dessus de la présentation des bras dorso-antérieure gauche. Pour bien concevoir les rapports des quatre plans du tronc fœtal avec les quatre parties diagonales ou segments de la cavité de la matrice, il faudra répéter dans chaque position la description qui concerne les présentations des bras. Or, si le dos de l'enfant répond au segment utérin-antérieur droit, lorsque le bras gauche est sorti, ou lorsque l'épaule gauche se présente, la tête est au-dessus de la symphyse sacro-iliaque droite, et le côté gauche de la base de la poitrine regarde la cavité cotyloïde gauche ; mais la tête de l'enfant se trouve au-dessus de cette cavité cotyloïde, et le côté droit du thorax est en rapport avec le segment utérin-postérieur droit, dans la présentation du bras droit dorso-antérieure droite. (V. les 4.ᵉ et 5.ᵉ figures de la 3.ᵉ planche.)

La main d'élection doit être la droite pour faire la version de l'enfant par les pieds dans toutes ces positions dorso-antérieures droites, excepté dans la présentation du bras gauche, où il faut changer la direction du tronc fœtal, procédé opératoire que j'enseignerai à l'article de la deuxième position, dont il sera question dans la quatrième livraison.

PRÉSENTATIONS

DE L'OCCIPUT ET DES AUTRES RÉGIONS DE L'UN DES QUATRE PLANS DU TRONC FŒTAL, DORSO-POSTÉRIEURES DROITES.

(TROISIÈME POSITION DIAGONALE.)

La troisième position diagonale de l'occiput se trouve en sens inverse de la première, et la quatrième en sens inverse de la deuxième.

Elles sont reconnues moins avantageuses que les deux premières, parce que le front de l'enfant suit en avant, à gauche ou à droite, l'un des deux plans inclinés de l'excavation du bassin qui correspondent au fond des cavités cotyloïdes, et offre beaucoup plus de largeur sous l'arcade pubienne vers laquelle il est dirigé ; tandis que l'occiput arrondi, plus allongé, moins large, s'adapte parfaitement à la forme de cette arcade. Aussi la marche de l'accouchement naturel est plus longue et plus pénible, presque toujours impossible sans l'application du forceps, dans ces deux dernières positions diagonales, qui, d'une autre part, rendent la version de l'enfant par les pieds plus facile et plus directe. En effet, en opérant cette version, le dos de l'enfant abandonne la moitié postérieure de la curviligne diagonale, vient correspondre à la moitié antérieure de cette même curviligne, et ne s'en éloigne pas sur la fin de l'opération manuelle ; car les talons se trouvent immédiatement derrière les cavités cotyloïdes, sans être obligé, comme dans les deux précédentes positions de l'occiput, de faire exécuter au tronc fœtal un mouvement de rotation qui ramène le dos derrière l'une des cavités cotyloïdes ; et par conséquent les pieds suivent directement les positions calcanéo-antérieures gauche ou droite.

Lorsque l'occiput se présente en troisième position, occipito-sacro-iliaque droite, le dos de l'enfant répond au segment utérin-postérieur droit, où la main de l'accoucheur introduite dans la matrice reconnaît parfaitement le rapport qui peut être le même dans les présentations de l'une des régions des plans dorsal, sternal et latéraux du tronc du fœtus. On remarque alors que le ventre ou la poitrine de l'enfant regardent le segment utérin-antérieur gauche, le plan latéral gauche de son tronc se trouve derrière le segment utérin-antérieur droit, enfin le plan latéral droit est placé devant le segment utérin-postérieur gauche. Cette troisième position diagonale sera surnommée dorso-postérieure droite, désignant préalablement le nom de la région qui se présente au détroit abdominal ; exemples : les présentations des épaules, des bras, etc., dorso-postérieures droites. (V. les 5 figures de la 4.ᵉ planche.)

La description relative aux présentations des bras, suivant la troisième position, est nécessaire, pour être convaincu qu'elles offrent la même analogie de rapports des plans du tronc fœtal avec les segments utérins diagonaux. Si le bras gauche de l'enfant est sorti, le dos répondant au segment utérin-postérieur droit, la poitrine et le ventre au segment utérin-antérieur gauche, la tête se trouve appuyée sur la symphyse sacro-iliaque gauche, le côté gauche du thorax et de l'abdomen, devenu convexe par la forte pression que la matrice exerce en se contractant, est placé en bas et derrière le segment utérin-antérieur droit, et le plan latéral droit de son tronc, devenu concave, est dirigé vers le segment utérin-postérieur gauche et le fond de l'utérus. (V. la 5.ᵉ figure de la 4.ᵉ planche.)

Mais si le bras droit du fœtus se présente lorsque le dos est placé en arrière et à droite, la poitrine et le ventre en avant et à gauche, la tête correspond à la cavité cotyloïde droite; le reste du plan latéral droit du tronc devenu convexe par les fortes contractions utérines, est en rapport avec le segment postérieur gauche de la matrice, tandis que l'autre plan latéral gauche, devenu concave, regarde le segment antérieur droit et le fond de l'utérus. (V. la 4.ᵉ figure de la 4.ᵉ planche.)

La main d'élection sera encore la droite, parce que le plan latéral droit du tronc fœtal répond à l'une des deux parties diagonales postérieures de la cavité de la matrice ; c'est au segment utérin-postérieur gauche. La version de l'enfant par les pieds sera donc faite avec la main droite dans toutes ces positions dorso-postérieures droites ; excepté dans la présentation du bras gauche, où, la tête étant placée en arrière, il faut changer la direction du fœtus. Opération manuelle que j'indiquerai à l'article de ces troisièmes positions, dans ma quatrième livraison.

PRÉSENTATIONS

DE L'OCCIPUT ET DES AUTRES RÉGIONS DE L'UN DES QUATRE PLANS DU TRONC FŒTAL, DORSO-POSTÉRIEURES GAUCHES.

(QUATRIÈME POSITION DIAGONALE.)

La quatrième position de l'occiput s'observe quelquefois, lorsque le dos de l'enfant correspond au segment utérin-postérieur gauche.

Cet événement provient du quart de rotation de la tête, que le fœtus a exécuté au moment de la rupture des membranes et de l'écoulement des eaux amniotiques. Aussi la réduction de la quatrième position de l'occiput à la première, lorsque la tête tombée dans l'excavation du bassin y devient libre par le plus grand espace qu'elle y trouve, ne peut s'effectuer spontanément que dans le cas du rapport primitif du dos de l'enfant avec le segment utérin-antérieur gauche. Il est donc plus prudent d'être spectateur oisif de cette réduction spontanée, et de bien prendre garde de suivre le précepte irréfléchi de tenter cette réduction qui ferait périr l'enfant, si son dos répondait au segment utérin-postérieur gauche, c'est-à-dire, si le tronc du fœtus se trouvait en quatrième position. Heureusement, ces tentatives ont été souvent infructueuses, et la nature est devenue triomphante en terminant l'accouchement suivant la quatrième position, lorsque la tête était peu volumineuse : autrement il faudrait avoir recours de préférence à l'application du forceps.

D'après cet événement, qu'on remarque aussi dans les trois positions précédentes, on ne peut caractériser la présentation de l'occiput dorso-postérieure gauche que par l'introduction de la main dans la cavité de la matrice.

Mais le plus ordinairement, l'occiput se trouvant en quatrième position, occipito-sacro-iliaque gauche, le dos de l'enfant est placé devant le segment utérin-postérieur gauche. Ce rapport du dos se maintient le même dans le cas de la présentation de l'une des régions des plans postérieur, antérieur et latéraux du tronc fœtal : car le ventre et la poitrine de l'enfant correspondent au segment utérin-antérieur droit, le plan latéral droit regarde le segment utérin-antérieur gauche, et le plan latéral gauche est situé devant le segment utérin-postérieur droit. On peut surnommer cette quatrième position diagonale dorso-postérieure gauche. On désignera, comme dans les précédentes positions, le nom de la région qui se trouve au détroit abdominal. Ainsi, on nommera présentations de l'occiput, de la nuque, du thorax, de l'abdomen, des épaules, des bras, etc., dorso-postérieures gauches. (V. les 5 figures de la 5.ᵉ planche.)

Dans cette quatrième et dernière position diagonale, la même analogie des rapports des plans du tronc fœtal avec les quatre segments utérins-diagonaux, sera prouvée évidemment par la description des présentations des bras droit et gauche, dorso-postérieures gauches. On remarquera alors, à la sortie du bras droit, que le dos de l'enfant sera incliné vers le segment utérin-postérieur gauche; que sa poitrine et son ventre seront dirigés vers le segment utérin-antérieur droit; que la tête sera placée au-dessus de la symphyse sacro-iliaque droite; que la partie inférieure du plan latéral droit de son tronc, devenu convexe, répondra au segment utérin-antérieur gauche, et qu'enfin le plan latéral gauche, devenu concave, regardera le segment postérieur droit et le fond de la matrice. (V. la 5.ᵉ figure de la 5.ᵉ planche.)

La présentation du bras gauche est surnommée dorso-postérieure gauche, parce qu'on trouve le dos de l'enfant devant le segment utérin-postérieur gauche, sa poitrine et son ventre derrière le segment utérin-antérieur droit; sa tête correspond à la cavité cotyloïde gauche; le côté gauche du thorax et de l'abdomen, devenu convexe, regarde directement le segment utérin-postérieur droit; enfin le plan latéral droit de son tronc, devenu concave et supérieur, est incliné vers le segment antérieur gauche et le fond de l'utérus. (V. la 4.ᵉ figure de la 5.ᵉ planche.)

Pour faire la version par les pieds, dans le cas de présentations dorso-postérieures gauches, il faut préférer la main gauche, excepté dans la présentation du bras droit dorso-postérieure gauche, où la tête correspond à la symphyse sacro-iliaque droite.

En résumé, la main d'élection est la gauche pour la première et la quatrième position des présentations de toutes les régions énoncées ci-dessus; de même aussi la main droite est choisie préférablement pour opérer la version de l'enfant par les pieds, lorsque ces mêmes régions se présentent en deuxième et troisième position. Cependant il faut excepter de cette règle générale les présentations des bras où la tête se trouve au-devant et au-dessus des symphyses sacro-iliaques.

Les exposés qui viennent d'être faits sur les présentations des bras et des épaules, démontrent évidemment que le plan latéral du fœtus opposé à celui qui se présente, ne peut toucher immédiatement le fond de la matrice, comme quelques auteurs modernes l'ont annoncé, se persuadant que la direction du corps de l'enfant était horizontale, c'est-à-dire en ligne directe sur le détroit abdominal. Ils ont sans doute oublié de se figurer la forme ovoïde de l'utérus qui, surtout au moment de ses contractions, fait rapprocher de la direction de l'axe de ce détroit la longueur du tronc fœtal, et le recourbe en même temps suivant l'inclinaison décrite dans chaque présentation des bras.

Je ne parlerai pas ici de plusieurs modifications que l'on doit observer exactement dans les différents temps de l'opération, malgré le choix parfait de la main d'intro-duction. Ces modifications particulières ne peuvent être bien enseignées qu'en faisant l'exposé des temps de l'opération manuelle, applicable surtout aux présentations des régions du plan antérieur du tronc fœtal ; elles contribuent spécialement à la conser-vation de la vie de l'enfant, compromise par le renversement de son tronc en sens inverse de son attitude naturelle.

Cette nouvelle doctrine simplifie toutes les théories vagues, et indique positivement au praticien quelle main il doit choisir pour opérer avec plus de certitude et de succès.

EXPLICATION

DES CINQ PLANCHES CONTENUES DANS LA PREMIÈRE LIVRAISON.

Les enfants dépeints dans les quatre dernières planches de la première livraison, n'offrent point les traces du cordon ombilical, parce que les quatre plans de leur tronc paraissent plus parfaitement en rapport avec les segments diagonaux de l'utérus. Mais ce cordon fixé à l'ombilic, son origine au placenta, l'insertion de ce dernier sur un des points de la cavité utérine, seront bien visibles, en totalité ou en partie, sur toutes les figures des planches qui serviront aux démonstrations dans les quatre autres livraisons. En décrivant l'opération manuelle, j'enseignerai les moyens d'éviter la compression du cordon, sa trop grande distension, et même le décollement prématuré du placenta.

On verra que la tête se trouve au-dessus du détroit abdominal et n'est point engagée dans ce détroit, lorsque l'occiput se présente suivant les premières figures des quatre dernières planches. Je veux faire remarquer que la petite quantité des eaux amniotiques contenues dans les membranes intègres ne permettant plus une grande mobilité au fœtus, la position diagonale de la tête et du tronc se maintient déjà avant la rupture de ces membranes.

PREMIÈRE PLANCHE.

La première figure représente le bassin d'une femme vu de profil. Au détroit abdominal sont adaptées deux curvilignes diagonales, dont les bouts antérieurs partent des cavités cotyloïdes gauche et droite, montent obliquement en avant, s'entrecroisent et vont aboutir diagonalement aux deux symphyses sacro-iliaques opposées. L'entrecroisement de ces deux curvilignes, de niveau avec l'ombilic de la femme, correspond toujours à l'axe du détroit abdominal.

La curviligne diagonale cotyloïdo-sacro-iliaque droite est distinguée par les deux numéros 1.

La curviligne diagonale cotyloïdo-sacro-iliaque gauche est marquée par les deux numéros 2.

La deuxième figure représente un bassin vu en face : au détroit abdominal se trouve adaptée la matrice, développée au dernier terme de la gestation; elle est divisée en quatre portions égales ou segments. Le numero 1 désigne le segment utérin-antérieur gauche, le numéro 2 le segment utérin-antérieur droit, le numéro 3 le segment utérin-postérieur droit, enfin le numéro 4 le segment utérin-postérieur gauche.

Nota. — Le segment utérin-antérieur gauche est renversé en dehors et en avant, pour découvrir la cavité de la matrice, et voir distinctement ses quatre segments.

DEUXIÈME PLANCHE.

Les cinq figures contenues dans cette planche dépeignent la première position diagonale, ou les présentations des régions du fœtus dorso-antérieures gauches; savoir:

La première figure dépeint la présentation de l'occiput;

La deuxième, la présentation de la nuque et du dos;

La troisième, la présentation du thorax, qui est une des régions du plan antérieur du tronc fœtal;

La quatrième, le bras gauche sorti, la tête placée au-dessus de la cavité cotyloïde droite, la partie inférieure du plan latéral gauche située en arrière et à gauche, et le plan latéral droit en avant et à droite.

La cinquième figure représente la sortie du bras droit, la tête et le plan latéral gauche situés au-dessus de la symphyse sacro-iliaque gauche; le plan latéral droit, devenu convexe, regarde le segment utérin-antérieur droit.

TROISIÈME PLANCHE.

Les cinq figures indiquent la deuxième position diagonale, ou les présentations des régions du fœtus dorso-antérieures droites; savoir :

La première figure est la présentation de l'occiput;

La deuxième, celle de la nuque et du dos;

La troisième , celle du thorax ;

La quatrième , celle du bras droit dorso-antérieure droite ;

La cinquième dépeint la sortie du bras gauche dorso-antérieure droite.

QUATRIÈME PLANCHE.

Troisième position diagonale , ou les présentations des régions du fœtus dorso-postérieures droites.

Des cinq figures qui se remarquent dans cette planche , la première est la présentation de l'occiput dorso-postérieure droite :

La deuxième , celle de la nuque et du dos :

La troisième , celle du thorax ;

La quatrième, fait voir la sortie du bras droit dorso-postérieure droite ;

La cinquième , la sortie du bras gauche dorso-postérieure droite.

CINQUIÈME PLANCHE.

Quatrième position diagonale , ou les présentations des régions du fœtus dorso-postérieures gauche.

Des cinq figures , la première est la présentation de l'occiput dorso-postérieure gauche :

La deuxième , celle de la nuque et du dos :

La troisième , celle du thorax ;

La quatrième , dépeint la sortie du bras gauche dorso-postérieure gauche ;

La cinquième , la sortie du bras droit dorso-postérieure gauche.

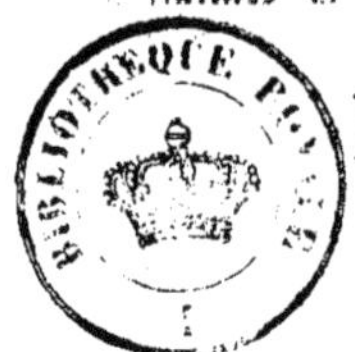

PROCÉDÉS OPÉRATOIRES

CONCERNANT

LA VERSION PÉDALIQUE,

DANS LES QUATRE POSITIONS DIAGONALES DE L'OCCIPUT.

La version pédalique ne peut avoir lieu lorsque les régions de l'extrémité pelvienne et celles qui les avoisinent se présentent à l'orifice utérin. En effet, il n'est pas nécessaire de retourner l'enfant, s'il présente les pieds qu'il est alors facile de saisir. D'ailleurs les rapports des quatre plans du tronc fœtal avec les quatre segments utérins sont différents de ceux qui ont été exposés dans la première livraison. Pour s'en convaincre, il suffit d'examiner la première position des pieds appelée calcanéo-antérieure gauche ou calcanéo-cotyloïdienne gauche. Dans cette position le dos de l'enfant répond bien au segment utérin-antérieur gauche ; mais le plan latéral gauche se trouve derrière le segment utérin-antérieur droit, tandis qu'il est placé au-devant du segment utérin-postérieur gauche dans la première position de l'occiput et des régions du tronc du fœtus les plus voisines de la tète ; les temps d'exploration et de mutation deviennent presque nuls.

La version pédalique ne pouvant s'effectuer, je ne parlerai de la présentation des régions de l'extrémité pelvienne qu'à la fin de mon ouvrage ; j'enseignerai alors le procédé opératoire le plus simple pour venir au secours de la nature devenue impuissante ou trop lente, s'il survient des accidents graves qui nécessitent la prompte terminaison de l'accouchement.

De toutes les présentations des diverses régions de l'ovoïde fœtal, les plus fréquentes sont celles de l'occiput ; il y en a quatre principales, lorsque la tête s'engage au détroit abdominal : dans les première et quatrième positions, l'occiput répond à la cavité cotyloïde gauche et à la symphyse sacro-iliaque gauche ; dans les deuxième et troisième positions , il se trouve derrière la cavité cotyloïde droite et devant la symphyse sacro-iliaque droite. Tels sont les quatre points de terminaison des deux curvilignes diagonales au détroit supérieur.

Les première et quatrième positions sont les présentations de l'occiput dorso-antérieure gauche et dorso-postérieure gauche ; les deuxième et troisième sont appelées présentations de l'occiput dorso-antérieure droite et dorso-postérieure droite. Elles servent à établir l'analogie des rapports des quatre plans du tronc de l'enfant avec les quatre segments de la cavité de la matrice , lorsque l'une des régions de ces plans vient se présenter au détroit abdominal.

En conséquence , je dois commencer par la description de tous les temps de la version pédalique, en parlant d'abord de la première position de l'occiput , et puis de la quatrième, pour lesquelles la main d'élection qui opère est la gauche. L'opération manuelle relative à la deuxième et à la troisième position de l'occiput sera décrite en même temps , la main d'élection devant être la droite. Telle est la marche que je suivrai dans les présentations des régions du tronc fœtal les plus voisines de la tête.

———◦◦◦———

VERSION PÉDALIQUE

DANS LA PRÉSENTATION DE L'OCCIPUT DORSO-ANTÉRIEURE GAUCHE.

(PREMIÈRE POSITION DIAGONALE.)

Pour faciliter l'étude , simplier la manœuvre et n'être plus embarrassé dans le choix de la main , dont la distinction est si importante et si favorable au prompt succès de la terminaison de l'accouchement, je réunis la première et la quatrième positions de l'occiput En effet, n'observe-t-on pas dans ces deux présentations que le plan latéral gauche du tronc fœtal est placé diagonalement en arrière , et se trouve dans l'une devant le segment utérin-postérieur gauche , et dans l'autre devant le segment utérin-postérieur droit ? La main gauche doit faire parcourir au dos de l'enfant le trajet de la curviligne diagonale vers laquelle il est plus ou moins incliné ; ainsi , dans la première position de l'occiput , le dos situé en avant et à gauche est entraîné en arrière et à droite ; les pieds sont alors amenés à la troisième position qu'il faut réduire à la deuxième ; de même aussi dans la version pédalique du fœtus situé en quatrième position , le dos abandonne la moitié postérieure de la deuxième curviligne diagonale pour être placé derrière la moitié antérieure droite de cette même curviligne. Les pieds sont alors amenés directement en deuxième position. L'opération manuelle offre donc le même résultat dans ces deux cas.

L'hémorragie, les convulsions, l'issue d'une anse du cordon ombilical au-dessous de la tête du fœtus, etc., sont, je le répète, les accidents graves qui peuvent compromettre la vie de la mère et de l'enfant, troubler la marche naturelle de l'accouchement, et forcer le praticien à recourir sans délai au moyen le plus sûr de le terminer, qui est la version pédalique.

En procédant à cette opération manuelle, j'entrerai dans le détail de tous les préceptes généraux, puisés dans les ressources fécondes de la nature, lorsqu'elle se suffit à elle-même dans le mécanisme de l'accouchement qu'elle opère par les pieds.

Quatre temps bien distincts sont à remarquer pendant le procédé opératoire de l'accouchement. En effet, on se sert de la main pour : 1.º aller à la recherche des pieds, 2.º les saisir, 3.º faire la version du fœtus, et 4.º l'extraire, quelles que soient les présentations des régions de son extrémité céphalique et de son tronc. Le premier s'appelle temps d'introduction, le second, temps d'exploration, le troisième, temps de mutation, enfin le quatrième, temps d'extraction.

Examinons successivement tout ce qui se passe pendant ces quatre temps de la manœuvre ; d'abord dans le cas des première et quatrième positions de l'occiput. Mais avant d'opérer, plusieurs précautions préalables sont nécessaires ; savoir : 1.º la préparation du lit ; 2.º la position de la femme ; 3.º celle des aides ; 4.º celle de l'accoucheur.

PRÉPARATION DU LIT.

Un lit de sangle ne peut convenir pour l'accouchement manuel, puisqu'il faut procurer aux aides les points d'appui les plus solides, et capables de résister aux efforts de la malade, qui doit être maintenue immobile. Un lit dépourvu de roulettes est préférable ; une paillasse recouverte d'un matelas le remplit à une hauteur suffisante. Plusieurs draps de garniture sont étendus sur le bord du lit et sur le plancher, pour fixer le genou de l'accoucheur.

POSITION DE LA FEMME.

La femme est couchée horizontalement en travers et au milieu du lit, ses épaules de niveau avec le siège qui dépasse le bord de ce même lit, pour faciliter, en temps convenable, la rétro-pulsion du coccyx et le développement tant du périnée que de la vulve.

POSITION DES AIDES.

Trois aides maintiennent la malade : le premier la soutient en s'asseyant derrière elle ; il étend ses cuisses et ses jambes écartées et couchées sur les côtés du corps de la femme, dont la tête est seulement soulevée par un oreiller ; ce même aide saisit les bras, les épaules et le corps pour s'opposer aux mouvements involontaires qui pourraient nuire pendant l'opération manuelle.

Les deux autres aides, assis l'un vis-à-vis de l'autre sur des chaises situées près le bord du lit, placent les pieds de la malade sur leurs cuisses couvertes d'une serviette, les y assujettissent avec la main qui avoisine l'opérateur, et saisissent avec l'autre main les genoux élevés par la demi-flexion des membres pelviens modérément écartés, afin que la peau de la partie interne des cuisses et du pli des fesses puissent contribuer au développement du périnée et des parties génitales externes.

Tout étant ainsi disposé, l'accoucheur, avant qu'il commence son opération, demande les objets suivants : 1.º de l'huile d'olives ou une infusion mucilagineuse tiède, 2.º un lacs, 3.º plusieurs serviettes, 4.º un demi-verre d'eau de fontaine, 5.º deux ligatures faites de plusieurs brins de fil ciré, réunis en forme de ruban, 6.º une quantité suffisante d'eau chaude pour baigner l'enfant aussitôt né, (si cela est nécessaire), 7.º une sonde à femme ou un long tuyau de plume pour l'insufflation de l'air dans la bouche de l'enfant : on établit de cette manière une respiration artificielle qui provoque bientôt la naturelle, en y joignant les moyens propres à combattre l'état d'asphixie.

POSITION DE L'ACCOUCHEUR.

Enfin il se place devant la malade, s'appuie sur le genou droit qu'il met à terre, élève le genou gauche par la demi-flexion de la jambe sur la cuisse ; en gardant cette attitude, il soutient les efforts de son bras gauche qui doit agir. Sa main d'élection enduite d'une infusion mucilagineuse, d'huile ou d'un autre corps gras quelconque, propre à le préserver de l'action des maladies contagieuses, il réunit les doigts en forme de cône, dont la base correspond aux articulations métacarpo-phalangiennes. Je crois qu'il n'est pas convenable de mettre la main dans sa position naturelle, le bord radial au-dessous de l'arcade pubienne et le bord cubital en bas vers la fourchette, pour suivre seulement le trajet de l'entrée de la vulve ; je préfère donner à la main la forme conique, qui se moule mieux à l'ouverture arrondie du vagin.

TEMPS D'INTRODUCTION.

La main gauche en demi-pronation écarte les grandes lèvres près la commissure inférieure, en se dirigeant parallèlement à l'axe du détroit périnéal, et dilate les parties génitales externes par une pression douce et continue, surtout dans une première grossesse ; mais il faut avoir la précaution d'agir au moment d'une forte contraction utérine, à moins qu'une hémorragie n'oblige de terminer avec plus de promptitude. L'ouverture du vagin cède bientôt, et permet à la main de pénétrer dans l'intérieur de son canal, par conséquent dans l'excavation du bassin.

S'il convient de rendre moins sensible la dilatation de la vulve et de l'ouverture vaginale, en attendant le moment de la contraction utérine, manifestée par une forte douleur qui diminue beaucoup celle de la dilatation des parties génitales externes, on doit au contraire laisser la main immobile dans le vagin jusqu'à ce que le calme de cette contraction soit parfait. Le relâchement des fibres de l'orifice utérin et l'absence de la douleur indiquent qu'il faut profiter de cet instant pour franchir l'orifice ou achever sa dilatation, si elle n'est pas complète.

Pendant ces tentatives, la main droite doit être appliquée sur le ventre de la femme pour fixer le globe utérin sur le détroit abdominal, éviter de cette manière que le col de la matrice se sépare du vagin, dont les parois sont très-amincies. On opère la dilatation graduelle de l'orifice utérin, s'il n'est pas suffisamment dilaté, en introduisant les uns après les autres tous les doigts de la main, et commençant par le doigt indicateur ; on pénètre alors dans la cavité de la matrice, suivant la direction de l'axe du détroit abdominal. Aussitôt, une nouvelle douleur survient, distend les membranes et facilite leur rupture, qui laisse écouler une plus ou moins grande quantité des eaux amniotiques.

TEMPS D'EXPLORATION.

L'accoucheur met sa main en supination, et trouve la tête dont il avait pu reconnaître, au toucher, la première position caractérisée par une large tumeur arrondie dure sur laquelle il avait distingué, à travers les membranes, la suture pariétale, dirigée obliquement d'avant en arrière, et de gauche à droite ; la fontanelle postérieure répondant à la cavité cotyloïde gauche. Il s'assure de suite que le dos regarde le segment utérin-antérieur gauche, et que la présentation de l'occiput est dorso-antérieure gauche ; le dos est quelquefois dirigé en arrière et à gauche, lorsque l'occiput se trouve derrière la cavité cotyloïde gauche.

Ce second temps de la manœuvre est sans contredit le plus important, puisque, de la connaissance parfaite des parties de l'enfant, non-seulement à l'orifice, mais encore dans la cavité utérine, dépend le succès de la terminaison de l'accouchement. En explorant avec soin, on évite de prendre une épaule pour une hanche, etc.

Mais loin de trouver un avantage réel en suivant le plan antérieur du fœtus pour parvenir aux pieds par le chemin le plus court, il peut en résulter au contraire plusieurs inconvénients : 1.º l'éloignement des extrémités céphalique et pelvienne l'une de l'autre, 2.º l'allongement du tronc fœtal, 3.º la réunion confuse des membres thoraciques et abdominaux, 4.º la pression nuisible et trop souvent funeste sur les viscères abdominaux, exercée par la main qui agit en forme de coin. (V. la 1.ʳᵉ livraison.) Cependant on peut se dispenser de pénétrer au centre de l'ovoïde fœtal, en introduisant la main le long des côtés de ce centre, pour la glisser directement des membres thoraciques aux membres pelviens.

Néanmoins, pour éviter ces inconvénients et hâter plus sûrement l'opération manuelle, l'accoucheur soulève la tête de l'enfant avec les doigts écartés de la main gauche, le pouce placé sur la région temporale droite, les doigts indicateur et medius sur le front, et les deux derniers doigts sur la région temporale gauche. La tête ainsi élevée, il la dirige en avant et à gauche, au-dessus de la cavité cotyloïde, vers les parois abdominales qui offrent moins de résistance. (V. la 1.ʳᵉ figure de la 6.ᵉ planche.)

Lorsqu'il a éloigné la tête de l'axe du détroit abdominal, il la maintient au moyen du poignet et de l'avant-bras, et met sa main en parfaite supination, pour embrasser l'épaule gauche avec les quatre derniers doigts qui sont étendus sur le dos ; le pouce très-écarté répond au plan antérieur. Il parcourt et diminue de cette manière le trajet du plan latéral gauche, en recourbant de plus en plus le tronc fœtal sur son plan antérieur, rapproche sensiblement les extrémités pelvienne et céphalique, et parvient bientôt au genou, à la cuisse et à la jambe gauches. La main d'élection se trouve engagée entre le plan latéral gauche du tronc fœtal et le segment utérin-postérieur gauche, parce qu'il est de précepte absolu, dans tous les cas de version pédalique, de comprendre le corps du fœtus entre la main d'introduction et l'autre main placée sur le ventre de la femme; avec cette dernière main étendue extérieurement sur l'abdomen, il imprime au corps de l'enfant une direction qui facilite et hâte l'opération manuelle. (V. la 2.e figure de la 6.e planche.)

Aussitôt, il abandonne le côté gauche de l'enfant, glisse la main sur le côté externe de la cuisse gauche, la porte au-devant du plan antérieur du tronc du fœtus, met la main en pronation et place la face palmaire sur les jambes et les pieds, sans lui faire parcourir toute l'étendue du tronc et du siège. (V. la 3.e figure de la 6.e planche.)

TEMPS DE MUTATION.

Quelquefois, on ne peut atteindre qu'un seul pied sur lequel il suffit de faire les tractions convenables, si l'autre membre pelvien est allongé sur le plan antérieur du tronc fœtal, comme on l'observe dans les présentations du siège expulsé aux dépens des seules forces de la nature.

Lorsqu'un des pieds vient à échapper, ou qu'on ne peut en dégager qu'un seul, dès que celui-ci est à la vulve, on y fixe un lacs sur lequel on tire avec la main droite, tandis que la main gauche, réintroduite dans la matrice, écarte encore la tête du détroit abdominal, selon le besoin, et va chercher l'autre pied. Voyez la première figure de la septième planche qui dépeint le pied gauche extrait et fixé par le lacs que l'accoucheur tient avec la main droite en demi-pronation; sa main gauche parvenue dans la matrice, le long du membre pelvien gauche qui a servi de conducteur, entraîne le pied droit dans l'adduction, et le fait glisser derrière la cuisse gauche pour faciliter son allongement, sans occasionner la fracture de la jambe, qui arrive quelquefois quand on procède différemment.

MANIÈRE DE FORMER LE LACS ET DE LE FIXER SUR LE PIED.

On forme le lacs avec un ruban en laine ou en fil, large d'un pouce, long de deux à trois pieds et plié par la moitié. Un aide le place sur le poignet de l'accoucheur qui ne peut abandonner le pied saisi; les deux bouts du ruban sont engagés dans le pli en forme d'anse; le nœud-coulant qui en résulte est assez relâché pour le faire glisser plus facilement du poignet sur la main, et bientôt sur les malléoles du pied gauche, où le serrement du nœud-coulant s'exerce suffisamment pour bien fixer le lacs.

La main d'élection saisit alors les talons en plaçant le pouce sur le pied droit, le doigt indicateur entre les malléoles internes, tandis que les trois derniers doigts sont recourbés sur le côté externe du pied gauche. Par cette méthode, les pieds sont plus sûrement maintenus, et glissent bien moins en leur faisant conserver le rectangle qu'ils forment avec les jambes ; inconvénient trop fréquent, lorsque la paume de la main embrasse les faces sus-plantaires et les articulations tibio-tarsiennes. Dans ce dernier cas, la plus petite traction détermine la forte extension des pieds, qui rend leur longueur continue avec celle des jambes, et favorise leur glissement.

Si les pieds ne peuvent être entraînés simultanément, il faut les faire passer l'un sur l'autre, en les inclinant de dehors en dedans vers la base de la poitrine de l'enfant ; lorsqu'ils sont abaissés dans l'excavation du bassin, ils doivent être saisis par la main introduite, comme il est indiqué ci-dessus. (V. la 2.ᵉ figure de la 7.ᵉ planche.)

Les pieds de l'enfant ainsi maintenus, le troisième temps de la version pédalique, celui de mutation, doit avoir pour but de faire exécuter à l'enfant un mouvement qui ramène son plan antérieur en-dessous. Dans ce mouvement, regardé comme la partie laborieuse de l'opération manuelle, il faut veiller à ne point croiser les membres l'un sur l'autre, ni à les courber dans un sens contraire à leur flexion naturelle, pour éviter leur fracture.

L'accoucheur fait les tractions sur les pieds, suivant la direction de la moitié postérieure de la première curviligne diagonale, dont la moitié antérieure se trouve encore en rapport avec le dos de l'enfant, qui doit parcourir le trajet de cette curviligne, appelée cotyloïdo-sacro-iliaque droite : ce précepte est malheureusement trop négligé. Les pieds sont alors amenés à la troisième position, qu'il faut réduire à la deuxième, en tirant uniquement sur le membre pelvien droit, qui est en-dessus et vient répondre à l'arcade pubienne. On fait donc exécuter au tronc fœtal un quart de rotation sur son axe, en l'abaissant et dirigeant par une traction douce et continue le dos de l'enfant derrière la cavité cotyloïde droite, à laquelle la tête doit répondre. V. la 3.ᵉ figure de la 7.ᵉ planche.)

Je fais observer ici que le temps de mutation n'est point interrompu par l'abaissement de la tête vers l'axe du détroit abdominal, tandis que les pieds sont amenés dans le vagin ; si le praticien, venant de les saisir, prend la précaution d'attendre le développement d'une nouvelle contraction de la matrice, bientôt excitée par la présence de la main exploratrice. Après cette contraction, il abaisse promptement les membres pelviens, qu'il fait paraître à la vulve ; les hanches, descendues au niveau du détroit abdominal, obligent la tête à s'élever vers le fond de l'utérus, et la version de l'enfant est opérée sans le secours d'un nouvel instrument qui augmente notre arsenal de chirurgie.

Tels sont les moyens les plus sûrs et les plus prompts de retourner l'enfant dans l'accouchement manuel, en dirigeant la courbure de la longueur du tronc fœtal suivant le trajet de la curviligne diagonale où se trouve le dos. Il est donc plus avantageux d'agir dans la direction de la curviligne diagonale, dont une extrémité aboutit aux parois antérieures et latérales de l'abdomen, bien moins résistantes que les latérales directement fixées aux fosses iliaques. Pourquoi alors veut-on toujours mettre la longueur du corps de l'enfant dans la direction du diamètre bi-iliaque ? D'ailleurs, les plus grands diamètres de l'ovoïde fœtal correspondent presque toujours aux diamètres obliques, qui sont les plus longs du détroit abdominal.

TEMPS D'EXTRACTION.

Avant de s'occuper de ce dernier temps de l'opération manuelle, la troisième position des pieds étant réduite à la deuxième, il faut se rappeler tous les phénomènes admirables de l'accouchement naturel par les pieds, et se les bien dépeindre pour les imiter avec la plus grande exactitude.

La nature, sage et prévoyante dans ses fonctions, dirige les plus grands diamètres des extrémités de l'ovoïde fœtal suivant les diamètres obliques cotyloïdo-sacro-iliaques, et le diamètre coccy-pubien ; surtout lorsqu'il existe une juste proportion entre les dimensions du bassin de la mère et le volume de l'enfant, et qu'aucune cause ne dérange la marche du travail. En supposant ces diamètres de l'un et de l'autre détroit sur un plan horizontal, on verrait sensiblement le diamètre coccy-pubien éloigné d'un huitième de cercle des deux diamètres obliques. Tels sont les objets principaux du bassin de la femme, qui doivent fixer l'attention de l'accoucheur, et le convaincre que les diamètres occipito-mentonnier et fronto-occipital de la tête du fœtus, la largeur de ses épaules et celles de ses hanches doivent exécuter un mouvement de rotation pendant leur trajet dans l'excavation du bassin, où ils suivent les plans inclinés et latéraux qui s'y remarquent en avant, afin que les plus grands diamètres de la tête et du tronc de l'enfant soient constamment en rapport avec ceux du bassin de la mère.

En effet, quand nous sommes témoins oisifs de l'accouchement naturel par les pieds, nous observons dans la première position appelée calcanéo-antérieure gauche, prise préférablement pour exemple, que les hanches et les épaules de l'enfant franchissent le détroit abdominal suivant le diamètre cotyloïdo-sacro-iliaque gauche, et que la tête présente sa plus grande étendue suivant le diamètre cotyloïdo-sacro-iliaque droit. Les hanches, les épaules et la tête, en descendant successivement dans l'excavation du bassin, viennent correspondre au diamètre coccy-pubien, après avoir exécuté progressivement un mouvement de rotation d'un huitième à un quart de cercle, achevé seulement au détroit périnéal et non dans l'excavation.

Ainsi donc, après la réduction de la troisième position des pieds à la deuxième, les membres pelviens sont abaissés jusqu'aux cuisses, sur lesquelles l'accoucheur agit par de petits mouvements qui placent la hanche gauche dans la concavité du sacrum, et la hanche droite sous l'arcade pubienne ; celle-ci reste arc-boutée au-dessous de la symphyse des pubis, tandis que l'autre descend suivant la courbure du sacrum, du coccyx et du périnée, et franchit d'abord la vulve. Les fesses se présentent alors ; et ce n'est pas ici le moment de suspendre l'extraction pour aller reconnaître dans quel état se trouve le cordon ombilical : il faut saisir les hanches, les abaisser suffisamment pour faire paraître l'ombilic où le cordon est inséré. Lorsque l'accoucheur est parvenu à mettre cette partie à découvert, il soutient les membres pelviens de l'enfant en appliquant sa main gauche sous la hanche inférieure : et s'il trouve le cordon ombilical trop distendu, il en forme une anse avec les doigts indicateur et médius de la main droite en pronation, engagés entre le ventre et le cordon pour tirer de préférence sur la portion tenant au placenta ; les deux derniers doigts de cette main sont fléchis, et le pouce se trouve au-dessous de l'ombilic. Cette anse du cordon doit être abaissée sans exercer une compression capable de suspendre la circulation. L'anse du cordon, devenue assez longue, fait éviter non-seulement sa trop grande distension, mais aussi sa rupture près l'ombilic. (V. la 1.ʳᵉ figure de la 8.ᵉ planche.)

Le cordon ombilical est encore exposé à la déchirure, s'il est passé entre les cuisses de l'enfant ; il faut en faire descendre la portion qui monte le long du dos du fœtus, au point d'en former une anse assez longue pour la faire glisser au-dessous de l'une des fesses, y passer l'un des membres pelviens, et placer ce cordon sur un des côtés de l'enfant. Cet accident n'arriverait jamais, si le praticien avait toujours égard à la présence du cordon ombilical pendant le temps d'exploration.

La largeur des hanches, qui s'était dirigée suivant le diamètre coccy-pubien en franchissant le détroit périnéal, reprend la position diagonale, conforme à celle des épaules qui viennent s'engager au détroit abdominal, suivant le diamètre oblique cotyloïdo-sacro-iliaque droit. Il est facile d'expliquer ce phénomène, quand on considère que la torsion de l'extrémité inférieure de la colonne vertébrale doit cesser lorsque les hanches ne sont plus ni dans l'excavation du bassin, ni au détroit périnéal.

L'accoucheur saisit alors diagonalement les hanches avec les deux mains, en appliquant la gauche sur la hanche gauche située inférieurement, la droite sur la hanche droite qui se trouve au-dessous et à quelque distance du milieu de la branche gauche de l'arcade pubienne ; le bord radial ne doit point dépasser le niveau des crêtes iliaques, pour ne pas comprimer les viscères abdominaux qui ne sont point protégés par les parois de leur cavité. Les hanches ainsi maintenues, il les porte successivement de l'aîne gauche de la mère à la partie interne de sa cuisse droite, et continue ce mouvement diagonal, alternatif et bien soutenu par une douce traction jusqu'à ce que les épaules franchissent le détroit abdominal, qu'elles s'abaissent de gauche à droite le long du plan incliné antérieur et latéral gauche de l'excavation, et qu'elles se présentent au détroit périnéal également suivant son diamètre coccy-pubien, imitant le trajet des hanches qui les ont précédées. Pendant ces tractions, le corps de l'enfant doit être enveloppé d'une serviette sèche et chaude, pour assujettir les mains de l'opérateur, et couvrir le cordon ombilical. (V. la 2.ᵉ figure de la 8.ᵉ planche.)

Les épaules parvenues au détroit périnéal, il faut s'occuper du dégagement des bras et commencer toujours par celui qui est en dessous. En conséquence, l'accoucheur soulève le corps de l'enfant (*) un peu obliquement vers l'aîne gauche de la femme avec sa main droite recourbée en supination, et le soutient sur son avant-bras. Il glisse les doigts indicateur et medius de la main gauche en pronation sur

____

(*) Si je conseille de soulever ainsi le tronc fœtal en haut et un peu à gauche, c'est que la tête conserve encore sa direction diagonale au détroit supérieur, et que le bras droit, situé sur le côté de la tête, n'est pas entièrement descendu dans la concavité du sacrum.

la partie externe et antérieure du bras gauche de l'enfant jusqu'à l'articulation humero-cubitale, place le pouce dans le creux de l'aisselle, le long de la partie interne et postérieure du bras, les deux derniers doigts étant fléchis. Il agit alors sur le pli du coude, lui fait parcourir les côtés de la tête, de la face et du cou, le dégage de la partie inférieure et latérale gauche de la vulve, et l'allonge sur le côté de la poitrine. Au moyen de ce procédé, le bras suit, mais en sens inverse, le même arc de cercle qu'il a parcouru en s'élevant sur les parties latérales de la tête, lorsqu'il a rencontré le détroit abdominal par l'abaissement du tronc du fœtus. (V. la 3.ᵉ fig. de la 8.ᵉ pl.)

Le bras gauche étant dégagé et enveloppé avec la même serviette qui entoure l'enfant, la main qui vient d'opérer soutient à son tour le tronc fœtal, l'abaisse vers la partie interne et postérieure de la cuisse droite de la femme, le couche sur l'avant-bras, et rend plus apparent le creux de l'aisselle du bras droit qui correspond à la symphyse pubienne. L'accoucheur met ensuite sa main droite en parfaite pronation, écarte le pouce des doigts indicateur et medius allongés, fléchit les deux derniers doigts, et glisse les trois premiers ainsi disposés, le pouce dans le creux de l'aisselle pour suivre le côté interne et postérieur du bras, les doigts indicateur et medius pour être insinués le long de la partie externe et un peu antérieure de ce membre, jusqu'à ce que le doigt indicateur soit appuyé sur le pli du coude qu'il abaisse en lui faisant décrire sur les côtés de la tête, de la face, du cou et de la poitrine, le même arc de cercle ci-dessus mentionné. Cette manière de dégager les bras fera toujours éviter leur fracture (V. la 1.ʳᵉ figure de la 9.ᵉ planche.)

Il survient quelquefois des obstacles à l'abaissement des bras, tels que 1.º la compression de la tête sur ces membres aux détroits du bassin : 2.º la situation du bras droit directement derrière la symphyse pubienne : 3.º le plus ordinairement la position de ce bras qui s'est porté sur la nuque de l'enfant et la croise souvent presque à angle droit. Dans tous ces cas, il faut soulever la tête de l'enfant et faire décrire au bras le même trajet que je viens d'indiquer. Mais si le bras est placé en sautoir sur la nuque, je conseille d'élever le coude sur le derrière et le côté de la tête, d'entraîner l'avant-bras dans le même sens, pour faire descendre ensuite ce membre sur les parties antérieure et latérale de la poitrine.

Après le dégagement des bras, on considère l'extraction de la tête comme la partie la plus difficile de l'opération manuelle. Avant de faire l'exposé de ce procédé, il me paraît convenable de présenter ici quelques réflexions propres à favoriser le succès de la manœuvre : 1.º la longueur de la tête vient correspondre aux axes des détroits, et l'occiput s'arrête derrière la cavité cotyloïde droite : 2.º toutes les parties du visage s'abaissent et s'inclinent vers la concavité du sacrum : 3.º en même temps l'occiput suit de droite à gauche le plan incliné, antérieur et latéral droit de l'exca-vation du bassin, et vient se placer sous l'arcade pubienne : 4.º pendant que l'occiput reste immobile sous cette arcade, le menton parcourt la concavité du sacrum, du coccyx et du périnée, suit bientôt la direction de l'axe du détroit périnéal, paraît le premier à la vulve, la franchit, et les autres parties du visage depuis le menton jusqu'au front s'échappent successivement; enfin l'occiput sort le dernier, lorsque les bosses pariétales ont dépassé le niveau des tubérosités ischiatiques.

En réfléchissant sur ces derniers phénomènes de l'accouchement naturel par les pieds, on observe que la longueur de la tête et ses plus grands diamètres se mettent en rapport avec les diamètres obliques du détroit abdominal ; elle exécute un mouvement de rotation d'un huitième de cercle dans l'excavation du bassin, afin que le plus grand diamètre de l'extrémité céphalique du fœtus vienne se ranger suivant le diamètre coccy-pubien, le plus long du détroit périnéal par la rétro-pulsion du coccyx. Enfin elle décrit un demi-cercle d'arrière en avant, d'abord de haut en bas, ensuite de bas en haut, en franchissant le détroit périnéal et la vulve.

Il faut imiter le travail de la nature, et faire exécuter à la tête les mouvements exposés ci-dessus. Ainsi donc, l'accoucheur porte dans le vagin les doigts indicateur et medius de la main gauche qui répond au dos de l'enfant jusqu'à ce qu'ils agissent sur l'occiput qu'ils soulèvent, en déterminant un mouvement de bascule par lequel le menton se trouve abaissé sur la poitrine. Ce mouvement est encore favorisé par l'introduction des doigts indicateur et medius de la main droite dans la concavité du sacrum, ou au-devant de la symphyse sacro-iliaque gauche, si la tête n'a pas encore franchi le détroit abdominal. Il tâche de placer ces doigts sur la mâchoire supérieure et non dans la bouche. L'avant-bras droit soutient le corps de l'enfant, et la distension de la région cervicale du rachis est évitée, en mettant les pouces sous le bras droit, les autres doigts sur l'aisselle gauche.

Ce procédé est supérieur à celui de quelques auteurs qui conseillent d'écarter de l'indicateur et du pouce les trois derniers doigts de la main gauche, de les appuyer ainsi sur les épaules, les parties latérales et inférieures du cou de l'enfant, et d'introduire dans la bouche les doigts indicateur et medius de la main droite. Deux inconvénients sont le résultat de cette méthode : 1.º la distension de la moëlle vertébrale qui fait périr le fœtus ; 2.º le grand abaissement de la mâchoire inférieure, sans déplacement de la tête restée engagée au détroit abdominal.

L'avantage du nouveau procédé est sensible. L'accoucheur agit uniquement sur la tête dont la longueur devient parallèle aux axes des détroits, et ses plus grands diamètres viennent correspondre aux plus grands du bassin ; il l'abaisse diagonalement dans l'excavation, où il dirige le visage du fœtus vers la concavité du sacrum, en lui faisant exécuter le mouvement de rotation d'un huitième de cercle ; il commence alors à faire parcourir aux diverses parties du visage le trajet de la concavité du sacrum, du coccyx et du périnée ; il arc-boute en même temps l'occiput sous la symphyse pubienne, et fait baisser le menton vers le détroit périnéal ; enfin il élève de plus en plus le tronc fœtal sur le ventre de la femme, et dégage successivement le menton, la bouche, le nez, les yeux, le front et l'occiput. (V. la 2.e figure de la 9.e planche.)

Tels sont les moyens les plus sûrs et les plus prompts de retourner l'enfant et de l'extraire par les pieds, en maintenant les rapports de son tronc avec la direction de la curviligne diagonale à laquelle le dos correspond. J'ai cru devoir répéter dans le procédé opératoire plusieurs phénomènes qui se passent pendant le mécanisme de l'accouchement naturel par les pieds, spécialement à l'article de l'extraction de la tête qui offre plus de difficulté ; pour dépeindre constamment aux yeux du praticien tous les mouvements les plus conformes à la nature, qu'il doit faire exécuter aux diverses parties du fœtus, suivant les temps de la manœuvre.

Ces préceptes généraux de la version pédalique dans la présentation de l'occiput dorso-antérieure gauche sont communs aux premier et dernier temps de l'opération manuelle, quelles que soient les présentations des régions de l'ovoïde fœtal à l'orifice utérin, suffisamment dilaté. Il ne sera plus question que de l'exposé des modifications du procédé opératoire pendant les temps d'exploration et de mutation, que je ferai connaître suivant l'analogie des rapports des quatre plans du tronc fœtal avec les quatre segments de l'utérus.

Je vais parler actuellement de la version pédalique, relative à la présentation de l'occiput dorso-postérieure gauche, parce qu'il faut encore se servir de la main gauche préférablement, et terminer aussi en deuxième position des pieds.

<hr>

VERSION PÉDALIQUE

DANS LA PRÉSENTATION DE L'OCCIPUT DORSO-POSTÉRIEURE GAUCHE.

(QUATRIÈME POSITION DIAGONALE.)

Si la quatrième position de l'occiput situé au-devant de la symphyse sacro-iliaque gauche, ne peut être réduite à la première, malgré les tentatives du praticien, parce que le dos correspond au segment-utérin-postérieur gauche, la tête franchit alors le détroit abdominal, tombe dans l'excavation du bassin, et le front vient se placer sous l'arcade pubienne où il reste arc-bouté, afin que l'occiput s'abaisse et sorte le premier. Le mécanisme de l'accouchement naturel ne peut s'effectuer, suivant M. CAPURON, lorsque la tête est volumineuse ; il dit qu'on est toujours obligé de recourir à l'application du forceps. Néanmoins, il vaudrait mieux aller à la recherche des pieds, si les bosses pariétales n'ont pas dépassé le détroit supérieur, dans le cas d'un travail long et dangereux pour la vie de l'enfant. Mais l'affaiblissement de la malade qui ne présente plus que les apparences d'une vie expirante, une hémorragie utérine effroyable, des convulsions qui font craindre une mort prochaine, etc., nécessitent sans délai la version pédalique.

Les précautions recommandées pour le temps d'introduction étant observées, l'accoucheur met en supination sa main gauche, repousse la tête en haut, en arrière et vers la moitié postérieure de la fosse iliaque gauche : il maintient de cette manière le parallélisme de la longueur du tronc fœtal avec la direction de la deuxième curviligne diagonale. Le bout des doigts écarté, il soulève la tête en plaçant le pouce sur la partie postérieure de la bosse frontale gauche, et les autres doigts sur les parties voisines de la bosse frontale droite, pour conserver la flexion de l'extrémité céphalique sur le devant du thorax. (V. la 3.ᵉ figure de la 9.ᵉ planche.)

Tandis que l'accoucheur déplace ainsi la tête de l'enfant, il applique en même temps sa main droite sur le ventre de la femme, déprime en avant et à droite le fond du globe utérin, imprime un mouvement de bascule au tronc du fœtus et favorise l'éloignement de la tête Ce déplacement opéré, il glisse la main introduite sur l'épaule gauche dirigée en arrière et à droite, place le pouce sur le plan antérieur du corps de l'enfant, et les quatre derniers doigts sur le dos, pour en augmenter la courbure, et rapprocher l'une de l'autre les extrémités céphalique et pelvienne ; son poignet maintient ensuite la tête dans la partie de la fosse iliaque gauche où elle a été portée par la main qui vient de l'abandonner. (V. la 1.re figure de la 10.e planche.)

L'accoucheur rencontre bientôt le genou gauche avec son pouce qui lui sert de conducteur ; il tourne la main sur le côté externe de la cuisse correspondante, la met devant la jambe, en lui faisant exécuter le mouvement de pronation ; la face palmaire s'adapte aussitôt aux deux jambes et aux pieds, qui se trouvent plus abaissés que les genoux par l'augmentation de la courbure du tronc fœtal, pelotonné pour ainsi dire sur son plan antérieur. Les rapports des pieds de l'enfant avec les doigts de la main gauche de l'opérateur sont tels que la surface plantaire du pied droit se trouve entre le pouce et l'indicateur, et celle du pied gauche entre l'indicateur et les trois derniers doigts. Il résulte de cette disposition favorable que les pieds ne peuvent se croiser, et que le doigt indicateur tend à s'engager entre les malléoles internes : les autres doigts seront aussi placés convenablement pour saisir les pieds, suivant l'indication. (V. la 2.e figure de la 10.e planche.)

Ce procédé est préférable à l'introduction directe de la face palmaire de la main le long du plan antérieur du tronc fœtal. En effet, si la matrice est fortement resserrée à la suite de l'écoulement prématuré des eaux amniotiques, la main devient un corps étranger qui agit en forme de coin, éloigne les membres pelviens de la tête, les déprime sur les viscères abdominaux, qu'ils tendaient à protéger contre les contractions utérines, enfin peut comprimer plus ou moins le cordon ombilical. Ces inconvénients n'ont point lieu lorsqu'on opère la version pédalique au moment de la rupture des membranes et de l'évacuation des eaux amniotiques, parce que l'utérus tombe momentanément dans un état de stupeur, et réagit peu. Néanmoins, je pense qu'on peut éviter ces inconvénients, et que la main d'introduction n'agirait point en forme de coin, si elle était dirigée vers la partie antérieure du plan latéral du tronc fœtal qui regarde l'un des deux segments utérins postérieurs ; mais il faut convenir que chaque opérateur prend pour méthode celle qui lui réussit le mieux.

Les pieds dirigés vers l'axe du détroit abdominal, sont alors saisis avec la main gauche, suivant l'indication prescrite à l'article de la présentation de l'occiput dorso-antérieure gauche. L'allongement des membres pelviens s'exécute avec la plus grande facilité, et les talons viennent correspondre directement derrière la cavité cotyloïde droite, parce que le dos abandonne la moitié postérieure de la deuxième curviligne diagonale, pour suivre la moitié antérieure de cette même curviligne qui aboutit à la cavité cotyloïde droite. (V. la 3.e figure de la 10.e planche.) Le praticien est donc dispensé de mettre à exécution ce qui est indiqué dans la 3.ᵉ figure de la 7.ᵉ planche.

Il est inutile de répéter l'exposé du temps d'extraction suffisamment détaillé à l'article de la présentation de l'occiput dorso-antérieure gauche. Les résultats de la version pédalique sont les mêmes dans cette quatrième position que dans la première, puisque l'accouchement est également terminé en deuxième position des pieds.

VERSION PÉDALIQUE

DANS LES PRÉSENTATIONS DE L'OCCIPUT DORSO-ANTÉRIEURE DROITE ET DORSO-POSTÉRIEURE DROITE.

(DEUXIÈME ET TROISIÈME POSITIONS DIAGONALES.)

Les principes généraux que je viens d'enseigner pour faire la version pédalique dans la présentation de l'occiput dorso-antérieure gauche, sont absolument les mêmes pour retourner l'enfant et l'amener par les pieds dans la présentation de l'occiput dorso-antérieure droite. La seule différence est le choix de la main droite qui convient ici préférablement. On peut s'en convaincre en voyant entre l'œil et la lumière le revers des planches où se trouvent les onze premières figures, ou en présentant devant un miroir ces onze figures qui retracent le plus fidèlement possible les mouvements exercés par la main droite sur le corps de l'enfant ramené par les pieds, lorsque l'occiput se présente en deuxième position.

Je ne reviendrai point sur l'exposé des précautions à prendre tant avant que pendant le temps d'introduction, qui, à la vérité, sont applicables à toutes les espèces de versions pédaliques. Seulement, je vais faire une courte énumération des onze figures examinées entre l'œil et la lumière, ou devant un miroir, comme je viens de l'annoncer.

La première figure de la sixième planche est le commencement du temps d'exploration, et dépeint l'éloignement de la tête portée en haut et en avant au-dessus de la cavité cotyloïde droite, par les doigts de la main droite, écartés les uns des autres, le pouce placé sur la région temporale gauche, les doigts indicateur et medius sur le front, et les deux derniers doigts sur la région temporale droite.

La deuxième figure de la sixième planche offre la position de la main en supination sur l'épaule droite, les doigts étendus sur le dos, excepté le pouce qui répond au plan antérieur du tronc fœtal. Le poignet et l'avant-bras soutiennent la tête vers la base du segment utérin-antérieur droit.

La troisième figure de la sixième planche représente la main droite en pronation placée sur les jambes et les pieds, après avoir glissé le long du côté externe de la cuisse droite.

La première figure de la septième planche dépeint les pieds saisis avec la main droite, le pouce sur le pied gauche, le doigt indicateur entre les malléoles internes et couché sur la face sus-plantaire de ce même pied, les trois derniers doigts recourbés sur le côté externe du pied droit.

La deuxième figure de la septième planche fait voir le pied droit extrait et fixé par un lacs que l'accoucheur tient avec la main gauche en demi-pronation, tandis que sa main droite, introduite le long du membre pelvien droit qui a servi de conducteur, entraîne le pied gauche dans l'adduction, et le fait glisser derrière la cuisse droite.

La troisième figure de la septième planche démontre la réduction de la quatrième position des pieds à la première, en tirant uniquement sur le membre pelvien gauche qui est en dessus.

La première figure de la huitième planche indique la manière de former une anse au cordon ombilical pour éviter sa distension. La main droite de l'opérateur, appliquée sur la hanche inférieure de l'enfant, soutient ses membres pelviens, tandis que les doigts indicateur et médius de la main gauche agissent sur le cordon, les deux derniers doigts étant fléchis, et le pouce se trouvant au-dessous de l'ombilic.

La deuxième figure de la huitième planche fait remarquer comment les deux hanches de l'enfant doivent être saisies, la droite étant inférieure, pour exercer sur le corps du fœtus plusieurs tractions douces, continues et dirigées obliquement du pli de l'aine droite de la femme à la partie postérieure et interne de sa cuisse gauche. Le bord radial des deux mains de l'accoucheur ne dépassent point le niveau des crêtes iliaques, et les tractions sont toujours entretenues jusqu'à ce que les épaules soient descendues au détroit périnéal et à la vulve, suivant la marche indiquée.

La troisième figure de la huitième planche offre le dégagement du bras droit, situé en dessous. Les doigts indicateur et médius de la main droite en pronation sont engagés le long de la partie externe et antérieure de ce membre jusqu'à l'articulation huméro-cubitale ; le pouce placé dans le creux de l'aisselle suit le côté interne et postérieur de ce même bras, les deux derniers doigts étant fléchis. La main gauche, recourbée en supination, relève en même temps vers le pli de l'aine droite de la femme le corps de l'enfant et le soutient sur l'avant-bras.

La première figure de la neuvième planche dépeint le dégagement du bras gauche qui est en dessus. La main droite de l'accoucheur soutient le tronc de l'enfant couché sur l'avant-bras, mais abaissé obliquement vers la partie interne et postérieure de la cuisse gauche de la femme. Le pouce de la main gauche en pronation situé dans le creux de l'aisselle, suit le côté interne et postérieur du bras ; les doigts indicateur et médius allongés glissent sur la partie externe et antérieure de ce membre jusqu'à l'articulation huméro-cubitale, sur laquelle le doigt indicateur appuie spécialement.

La deuxième figure de la neuvième planche représente l'extraction de la tête. Les doigts indicateur et médius de la main droite, répondant au dos de l'enfant, sont introduits dans le vagin et agissent sur l'occiput ; les doigts indicateur et médius de l'autre main , portés au-devant de la symphyse sacro-iliaque droite , sont appuyés sur la mâchoire supérieure pour maintenir le menton rapproché de la partie supérieure et antérieure de la poitrine ; enfin l'avant-bras gauche de l'opérateur soutient le tronc fœtal.

Les quatre dernières figures dépeignent la présentation de l'occiput dorso-postérieure droite, lorsqu'elles sont vues entre l'œil et la lumière sur le revers des planches, ou devant un miroir ; en effet, la quatrième position de l'occiput produit la troisième, comme il est évident que les figures de la première position ont fourni celles de la deuxième. De cette manière, les quinze figures contenues dans ma deuxième livraison en forment trente. En résumé , on peut remarquer les divers mouvements que la main droite opère sur l'enfant pour le ramener directement en première position des pieds , dans l'examen successif de ces quatre dernières figures.

La troisième figure de la neuvième planche fait voir le bout des doigts de la main droite, écartés les uns des autres , le pouce agissant sur la partie postérieure de la bosse frontale droite , et les quatre derniers doigts sur les autres parties de l'extrémité céphalique jusqu'au voisinage de la bosse frontale gauche. La tête est alors élevée et poussée en arrière , vers la moitié postérieure de la fosse iliaque droite.

La première figure de la dixième planche offre la main droite placée sur l'épaule droite, les quatre derniers doigts étendus sur le dos de l'enfant qui les masque , et le pouce au-devant du plan antérieur du tronc fœtal. La tête se trouve maintenue par le poignet dans la moitié postérieure de la fosse iliaque droite.

La deuxième figure de la dixième planche dépeint la face palmaire de la main droite en pronation ; elle regarde le plan antérieur du tronc fœtal , sans avoir parcouru sa surface, et touche les pieds plus abaissés que les genoux. La face plantaire du pied gauche paraît entre le pouce et le doigt indicateur , celle du pied droit entre l'indicateur et les trois derniers doigts ; cette disposition est favorable pour saisir les pieds suivant l'indication.

La troisième figure de la dixième planche représente les pieds saisis avec la main droite, de la même manière que je l'ai indiqué dans le procédé opératoire relatif à la présentation de l'occiput dorso-antérieure droite.

Le temps de mutation finit au moment où commence le temps d'extraction qui est le même que dans le cas précédent : il est inutile d'en répéter la description. Mais je fais observer que le dos de l'enfant situé au-devant de la moitié postérieure de la première curviligne diagonale en a suivi le trajet, étant porté d'abord au fond de la matrice, pour être dirigé ensuite derrière la moitié antérieure de cette même curviligne. La version pédalique est donc terminée directement en première position des pieds.

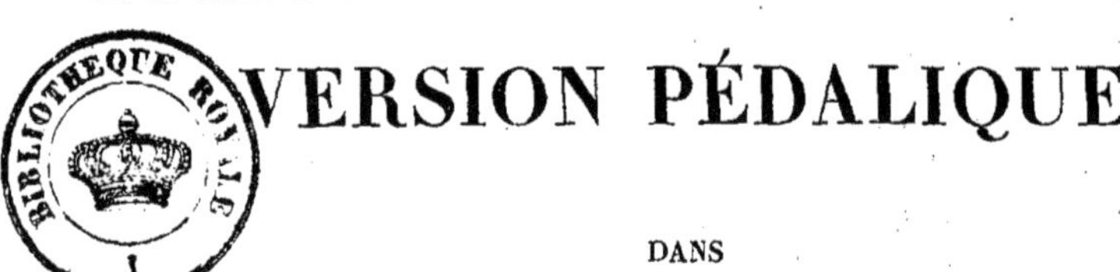

VERSION PÉDALIQUE

DANS

LES PRÉSENTATIONS DU TRONC DU FŒTUS.

L'accouchement manuel est indispensable lorsque l'enfant présente un des quatre plans de son tronc ; leur trop grande surface rend impossible leur passage au détroit abdominal. On dit alors que l'enfant est en travers et qu'il faut le retourner pour l'amener au dehors. Cette opinion vulgaire, quelque sensée qu'elle paraisse, ne doit pas faire supposer que la longueur du corps du fœtus est dirigée suivant le diamètre transversal du détroit supérieur, ou le diamètre bi-iliaque. J'ai déjà fait sentir dans ma première livraison l'erreur de cette supposition bien gratuite, parce que la longueur du tronc fœtal se trouve également en travers, suivant les diamètres obliques du détroit abdominal.

Si le bassin de la femme est bien conformé, la nature dirige toujours diagonalement la plus grande étendue de la région du tronc fœtal qu'elle déprime avec force sur le détroit supérieur, toutes les fois qu'elle éprouve de la résistance. Ainsi, la longueur de cette région conservant son parallélisme avec les diamètres obliques, je dois lui assigner les quatre positions que les présentations de l'occiput ont fait remarquer. D'ailleurs, les quatre plans du corps de l'enfant recourbé sur sa surface antérieure, spécialement sous l'influence des contractions de la matrice, correspondent infailliblement aux quatre segments utérins diagonaux.

On distingue trois régions à chaque plan du tronc fœtal ; le plan postérieur se compose de la nuque, du dos et des lombes ; l'antérieur offre la gorge, le thorax et l'abdomen ; les deux latéraux, droit et gauche, sont formés par les côtés du cou, les épaules sans ou avec la sortie des bras ; enfin les régions lombaires et les hanches.

Je n'indiquerai que la région moyenne de ces plans, qui se rapproche le plus de la tête, parce que je prouverai que les modifications de l'opération manuelle pendant le temps de mutation, tendent au même but que les procédés conseillés dans les présentations de l'occiput, savoir : de ne pas déterminer une demi-rotation en forme de torsion sur la longueur du tronc fœtal, appelée l'axe céphalo-coccygien.

3.e LIVRAISON.   8

M. Velpeau veut, dans le cas de la présentation du dos, faire rouler le tronc fœtal sur son grand axe, pour le ramener en position dorso-sacrée de l'épaule droite. Mais il a raison de convenir que cette manœuvre est très-dangereuse pour la vie de l'enfant, car la tête du fœtus ne suivant pas le mouvement imprimé au tronc, la moëlle vertébrale court le plus grand risque d'être déchirée ou violemment tordue. Cependant je fais observer que, si l'on agit au moment de la rupture des membranes et de l'écoulement des eaux amniotiques, les dangers sont moins grands.

Je vais parler actuellement de la version pédalique dans la présentation du dos, région moyenne du plan postérieur.

VERSION PÉDALIQUE

DANS LA PRÉSENTATION DU DOS.

Quoique la présentation du dos s'observe rarement, j'ai cru devoir m'en occuper d'abord, parce qu'elle m'offre plus de ressemblance avec la présentation de l'occiput. Mais je ferai remarquer ici que la première des deux positions transversales du dos, adoptée par l'auteur Maygrier, se trouve dans un état moyen entre la deuxième et la troisième position diagonale. Car s'il fallait opérer la version céphalique, le plan latéral gauche de l'enfant, situé en avant, se placerait derrière l'un des deux segments utérins-antérieurs, et l'occiput serait amené vers la cavité cotyloïde droite, ou vers la symphyse sacro-iliaque droite. Cette réflexion me fait recommander de nouveau de ne pas confondre la première position avec la troisième; on évitera cette méprise en ne considérant pas seulement les rapports de la tête avec les points de terminaison des deux diamètres obliques, mais encore ceux du dos avec l'un des quatre segments utérins.

Il est facile de voir combien l'analogie établie entre toutes les présentations des régions du tronc fœtal et celles de l'occiput est importante à connaître. J'excepte de cette règle générale les présentations des régions qui constituent l'extrémité pelvienne et celles qui les avoisinent; ces dernières formeront le sujet de ma cinquième livraison.

Avant l'exposé de l'opération manuelle convenable aux quatre positions diagonales du dos, je vais rapporter succinctement les diverses manœuvres enseignées par les auteurs Baudelocque, M. Capuron, M.ᵐᵉ Boivin, Maygrier, M. Velpeau et M. Hatin, dont les ouvrages sont les plus recherchés.

Des quatre positions directes reconnues par Baudelocque, je ne considère que les deux transversales; dans la troisième position, la tête repose sur la fosse iliaque gauche, et les pieds sur la fosse iliaque droite. Il insinue la main droite au-dessous de l'enfant, le soulève un peu et en dirige le dos au-dessus des os pubis; il avance ensuite les doigts sur la hanche droite, et dégage successivement les pieds en tirant uniquement sur le gauche.

RÉFLEXION. — Cette manœuvre démontre qu'en recourbant le tronc fœtal sur son plan antérieur, il ramène les pieds à la quatrième position qu'il réduit à la première, puisqu'il tire uniquement sur le pied gauche qui doit être entraîné sous l'arcade pubienne. Mais il fait tourner d'abord le corps de l'enfant sur son grand axe, en réduisant sa troisième position du dos à un état moyen entre la première et la deuxième présentations diagonales de l'épaule ou du plan latéral droit, appelées dorso-antérieure gauche et dorso-antérieure droite. Il lui fait encore parcourir plus d'un demi-cercle, puisque les pieds situés, suivant l'auteur, dans la fosse iliaque droite, sont conduits derrière la cavité cotyloïde gauche. Mais la terminaison de l'accouchement étant opérée en première position des pieds, il est évident qu'il a dirigé le dos derrière le segment utérin-antérieur droit, et qu'il a déterminé une deuxième position diagonale du plan latéral droit du tronc fœtal, ou du bras droit sorti. (V. la 5.ᵉ figure de la 2.ᵉ planche, et la 4.ᵉ figure de la 3.ᵉ; 1.ʳᵉ livraison.)

BAUDELOCQUE, en se servant de la main gauche dans la quatrième position du dos, la tête de l'enfant étant alors placée dans la fosse iliaque droite, ramène par la même manœuvre le plan latéral gauche ou l'épaule vers le centre du détroit abdominal. Cette réduction effectuée, le plan latéral gauche du tronc fœtal se trouve encore dans un état moyen entre les deux positions diagonales de cette région dorso-antérieure droite et dorso-antérieure gauche. L'auteur annonce qu'il termine cette espèce d'accouchement en deuxième position des pieds, parce qu'il paraît certain qu'en avançant la main d'élection sur la hanche gauche, il l'a soulevée en l'inclinant en arrière et à gauche, vers le fond de la matrice, de sorte que le dos s'est trouvé en avant et à gauche, la poitrine et le ventre en arrière et à droite, et la tête s'est approchée de la cavité cotyloïde droite. Ces rapports confirment l'existence de la première position diagonale du plan latéral gauche du tronc fœtal. Aussi les pieds sont amenés à la troisième position, réduite à la deuxième; car, après le dégagement du pied gauche, BAUDELOCQUE tire uniquement sur le pied droit qui doit être descendu sous l'arcade pubienne.

RÉFLEXION. — C'est en faisant exécuter ces divers mouvements avec méthode qu'on parvient plus sûrement et plus promptement à une heureuse terminaison, lorsque les plans latéraux se présentent. Mais la torsion exercée sur le tronc du fœtus, en réduisant la présentation du dos à celle d'un des plans latéraux, est préjudiciable et même funeste. On peut éviter cette torsion en prenant la précaution de diriger la longueur du tronc fœtal suivant celle d'un des quatre segments utérins, vers lequel le dos se trouve le plus incliné; ainsi les quatre plans du corps de l'enfant sont mis en contact avec ces mêmes segments.

M. CAPURON admet l'existence des quatre positions diagonales du dos. S'il opère avec la main droite dans la première position pour faire la version pédalique directement en première position des pieds, l'observation démontre, par l'analogie évidemment prouvée, que c'est une troisième position du dos, qui exige préférablement l'emploi de la main droite. Il conseille l'usage de la main gauche pour la deuxième position, faisant la version pédalique directement en deuxième position des pieds, parce que cette espèce de présentation du dos est la quatrième position. Il sent encore le besoin d'employer la main gauche pour la troisième position, par cette raison même qu'elle ressemble à la première position de l'occiput; en effet, on ramène également les pieds d'abord en troisième position, ensuite en deuxième. Enfin, la main d'élection est la droite pour faire la version pédalique dans la quatrième position, qui est réellement la deuxième.

Mme Boivin reconnaît quatre positions directes du dos de l'enfant; j'examinerai seulement les deux transversales, semblables à celles de Baudelocque; car j'ai peine à concevoir la possibilité des deux premières suivant le diamètre sacro-pubien, en considérant la convexité de la région lombaire du rachis. Sa manœuvre n'est pas différente; mais elle annonce encore un autre procédé, qui consiste dans l'introduction de la main gauche dans la partie antérieure du bassin, pour suivre le côté gauche de l'enfant qui répond au ventre de la mère, et la faire parvenir jusqu'au pied de ce même côté. Elle fait descendre ce pied derrière les pubis et l'extrait en deuxième position, dans le cas de la troisième position directe du dos, la tête se trouvant dans la fosse iliaque gauche. La main droite opère de la même manière dans la quatrième position directe, et les pieds sont amenés en première position.

Réflexion. — Il est difficile de se figurer cette manière de procéder, quand on envisage surtout le renversement de la main d'introduction, engagée entre les pubis et le corps de l'enfant, et son grand éloignement de l'axe du détroit abdominal, suivant lequel les tractions doivent être dirigées. En examinant les planches contenues dans l'ouvrage de Mme Boivin, on voit l'exécution de deux mouvements faits sur le tronc fœtal; savoir : 1.° la torsion sur son grand axe, 2.° sa forte dépression sur les vertèbres lombaires, exercée par la main ainsi renversée. Ces mouvements doivent être évités avec soin, parce qu'ils occasionnent trop souvent la mort de l'enfant.

Les deux seules positions directes et transversales de la présentation du dos, exposées dans l'ouvrage de Maygrier, sont absolument conformes aux précédentes. La seule différence existe dans sa manœuvre dont le début est semblable, et qui consiste dans l'introduction de la main droite en supination, placée entre la symphyse sacro-iliaque droite et la surface antérieure du corps de l'enfant, pour sa première position directe; il saisit les pieds, les entraîne derrière la cavité cotyloïde droite, et termine l'accouchement en deuxième position. Il opère de la même manière avec la main gauche dans la deuxième position transversale du dos, abaisse les pieds derrière la cavité cotyloïde gauche, et les amène en première position.

Réflexion. — Je suis bien éloigné d'ajouter foi à l'assertion de Maygrier qui prétend qu'en agissant conformément à ses principes, l'enfant roule sur lui-même avec une grande facilité, et qu'on ne lui fait exécuter que des mouvements naturels et faciles. Mon procédé opératoire, dont je vais bientôt donner le détail, fera connaître le danger de sa manœuvre.

M. Velpeau ne distingue que deux positions dans la présentation du dos de l'enfant; la première est appelée céphalo-iliaque droite, la deuxième céphalo-iliaque gauche. J'ai annoncé déjà l'opinion de l'auteur concernant le mouvement qui fait rouler le tronc fœtal sur son grand axe ; car il dit avec raison qu'un semblable procédé est trop dangereux pour la vie de l'enfant. En effet, si la matrice fortement resserrée ne permet pas à la tête du fœtus de suivre le mouvement exercé sur son tronc, la moëlle vertébrale court le plus grand risque d'être déchirée ou violemment tordue dans le second temps de l'opération.

M. HATIN, qui admet seulement les deux premières positions diagonales du dos du fœtus, ainsi que M. CAPURON, ne veut point pelotonner l'enfant sur sa surface antérieure. Il conseille de faire exécuter au tronc une demi-rotation sur son grand axe céphalo-coccygien, pour ramener le ventre en bas. On s'expose par cette méthode aux mêmes dangers dont il vient d'être question ; mais ces dangers sont plus graves, parce que ce mouvement de torsion est plus considérable.

VERSION PÉDALIQUE

DANS LA PRÉSENTATION DU DOS DORSO-ANTÉRIEURE GAUCHE.

(PREMIÈRE POSITION DIAGONALE.)

Les quatre positions diagonales du dos de l'enfant ne peuvent être établies sans la connaissance parfaite des caractères distinctifs de cette région, spécialement remarquable par une tumeur large, offrant dans sa longueur une épine saillante, formée par la succession des apophyses épineuses des vertèbres. Aux deux extrémités de cette épine et aux environs, le toucher fait découvrir d'un côté le rebord des cartilages des côtes asternales, de l'autre les omoplates.

La première position appelée présentation du dos dorso-antérieure gauche, est représentée par la deuxième figure de la deuxième planche contenue dans la première livraison. Cette figure fait voir la tête au-dessus de la symphyse sacro-iliaque droite ; la base de la poitrine, la partie inférieure du dos, la région lombaire et le siège correspondent au segment utérin-antérieur gauche. Le toucher confirme cette position par la direction oblique de l'épine saillante, et la situation des omoplates en arrière et à droite.

Assuré de la conformité des rapports entre la présentation du dos et celle de l'occiput dorso-antérieures gauches, la main d'élection doit être la gauche, que l'accoucheur introduit dans la matrice, suivant les préceptes déjà enseignés. Il rencontre la partie supérieure du dos, met la main en supination, place le pouce dans un état moyen de flexion pour en appuyer le bout près les angles postérieurs des pariétaux, au-dessus de la fontanelle postérieure, saisit l'épaule gauche avec la face palmaire de la main et les quatre derniers doigts, soulève de cette manière simultanément la tête , le cou et la partie supérieure et postérieure de l'épaule gauche, qu'il dirige en avant et à gauche au-dessus de la cavité cotyloïde, vers les parois charnues, extensibles et souples du bas-ventre de la femme. Il pousse donc la longueur du tronc fœtal , recourbé sur son plan antérieur , de manière à élever le dos le long du trajet de la moitié antérieure de la première curviligne diagonale. Par ce mouvement il rapproche du fond de l'utérus l'extrémité pelvienne qui s'en était éloignée , et emploie le même procédé que s'il se proposait de faire la version céphalique. En même temps il exerce avec sa main droite , placée extérieurement sur l'abdomen de la mère , une pression suffisante pour élever en arrière et à droite le fond du globe utérin , et soutenir les efforts de sa main introduite. Cette présentation du dos se trouve réduite à la première position diagonale de l'occiput , sans faire perdre au tronc fœtal sa direction oblique suivant la première curviligne. (V. la 1.re figure de la 11.e planche.)

Le dos ainsi éloigné de l'axe du détroit abdominal , l'accoucheur fait glisser sa main sur l'épaule gauche , étend les quatre derniers doigts sur le dos pour augmenter la courbure du tronc fœtal , place le pouce au-devant du plan antérieur , et maintient avec son poignet la tête et la nuque de l'enfant poussées au-dessus des pubis et de la cavité cotyloïde gauche ; enfin il imite le temps de mutation que la deuxième figure de la sixième planche fait voir. Il continue l'opération manuelle suivant les figures dépeintes dans les planches septième , huitième et neuvième , depuis la troisième figure de la sixième planche jusqu'à la deuxième figure de la neuvième inclusivement. L'accouchement manuel est alors terminé par le procédé opératoire , décrit pour la version pédalique , dans le cas de la présentation de l'occiput dorso-antérieure gauche.

Quelquefois on observe que le milieu du dos se présente en première position diagonale , semblable à la précédente. La main gauche en parfaite supination exécute un mouvement de plus qui consiste dans la recherche de la tête et de la partie supérieure du dos , situées au-dessus de la symphyse sacro-iliaque droite. L'accoucheur place le pouce étendu derrière la nuque de l'enfant jusqu'au-dessous de la tête ; la face palmaire de la main et les autres doigts sont appliqués sur l'épaule gauche. Il élève d'abord le dos au-dessus du détroit abdominal , le pousse d'arrière en avant et de droite à gauche vers le segment-utérin antérieur gauche où correspondent la partie inférieure du dos et le siège ; celui-ci se rapproche progressivement du fond de la matrice , la main droite agit extérieurement sur le ventre de la femme, élève le fond de l'utérus qu'elle incline en arrière et à droite , et seconde ce rapprochement. (V. la 2.e figure de la 11.e planche.) On détermine bientôt la présentation de la partie supérieure du dos qu'il faut saisir de la manière désignée dans la 1.re figure de la 11.e planche. Au reste, l'indication du procédé opératoire n'offre point de différence pour terminer l'accouchement.

Je suppose que la partie moyenne du dos se trouve au-dessus d'une ligne circulaire qui passe sur l'ombilic , et divise la longueur du tronc fœtal en deux portions. Les régions situées au-dessous de cette ligne avoisinent l'extrémité pelvienne ; lorsqu'elles se présentent au détroit abdominal , elles exigent une opération manuelle bien différente de celle que j'indique actuellement. Je ne m'en occuperai que dans ma cinquième et dernière livraison.

VERSION PÉDALIQUE

DANS LA PRÉSENTATION DU DOS DORSO-POSTÉRIEURE GAUCHE.

(QUATRIÈME POSITION DIAGONALE.)

Les caractères distinctifs de la présentation du dos étant connus, la tête et la nuque de l'enfant correspondent à la cavité cotyloïde droite, lorsque cette région se présente en quatrième position diagonale. Les rapports des plans du tronc fœtal confirment encore cette position, puisque le plan latéral gauche est en arrière et à droite, et la partie inférieure du dos en arrière et à gauche. Le toucher fait distinguer la tumeur large, au centre de laquelle règne obliquement une épine saillante qui aboutit aux omoplates situées vers la cavité cotyloïde droite ; ce qui prouve l'existence de la quatrième position du dos.

Pour faire la version pédalique, l'accoucheur se sert de la main gauche qu'il met d'abord dans un état voisin de la supination, la dirige en avant et à droite, étend le pouce le long de la nuque jusqu'au-dessous de la tête qu'il élève pour rapprocher le menton de la partie supérieure et antérieure de la poitrine, saisit l'épaule gauche et le dos, et soulève toutes ces parties de l'enfant qu'il pousse en arrière et à gauche, suivant la longueur de son corps ; il fait remonter par cette méthode le dos devant le segment utérin correspondant. (V. la 3.ᵉ figure de la 11.ᵉ planche qui dépeint la présentation du dos dorso-postérieure gauche.)

Après l'exécution de ce premier mouvement, la partie supérieure du dos, abaissée, se trouve au centre du détroit abdominal. (V. la 2.ᵉ figure de la 5.ᵉ planche et la 1.ʳᵉ figure de la 12.ᵉ. L'accoucheur place alors sa main gauche en parfaite supination, écarte les doigts, laisse toujours le pouce sur le derrière de la tête, appuie fortement le doigt indicateur au-dessus de l'épaule gauche près la partie inférieure du cou, les trois autres doigts sur le côté externe et postérieur de cette épaule, et même sur la surface du dos, et continue de faire remonter de plus en plus en arrière et à gauche le dos de l'enfant, devenu plus arrondi et plus propre à glisser le long de la surface concave du segment utérin-postérieur gauche. (V. la 1.ʳᵉ figure de la 12.ᵉ planche.) En effet, un corps rond et non cylindrique roule facilement dans une cavité plus ou moins ovoïde et contractile, sans déterminer sur deux points de sa surface une pression assez vive pour exciter le resserrement partiel, comme on l'observe dans la torsion exercée sur le grand axe du tronc fœtal, encore renfermé dans la matrice.

La main d'élection opérant ces deux mouvements de bas en haut, d'avant en arrière et de droite à gauche, mais en même temps un peu en avant et à gauche, contribue de cette manière à favoriser beaucoup la main droite de l'accoucheur qui exerce en dehors sur le ventre de la mère une pression méthodique et suffisante (en sens inverse de la main introduite), pour porter en avant et à droite le fond de l'utérus, vers lequel le siège de l'enfant se trouve incliné.

Lorsque la tête est rapprochée de la fosse iliaque gauche, le praticien la porte sur la partie postérieure de cette fosse et la soutient avec son poignet, tandis qu'il glisse sa main sur l'épaule gauche, en étendant les quatre derniers doigts vers le dos, et en plaçant le pouce au-devant du plan antérieur. Il laisse sa main droite appliquée sur le ventre de la femme, continue d'exécuter les mouvements indiqués dans le procédé opératoire de la version pédalique, relative à la présentation de l'occiput dorso-postérieure gauche, et ramène directement les talons derrière la cavité cotyloïde droite.

VERSION PÉDALIQUE

DANS LES PRÉSENTATIONS DU DOS DORSO-ANTÉRIEURE DROITE ET DORSO-POSTÉRIEURE DROITE.

(DEUXIÈME ET TROISIÈME POSITIONS DIAGONALES.)

La onzième planche et la première figure de la douzième examinées sur le revers entre l'œil et la lumière, ou présentées devant un miroir dépeignent les figures en deuxième et troisième position du dos. Il est facile de voir que la main d'élection est la droite, agissant sur le fœtus suivant la méthode ci-dessus enseignée pour la main gauche. En effet, la main droite opère tous les mouvements de la manœuvre qui vient d'être décrite, et dont un nouvel exposé deviendrait une répétition inutile.

Je fais observer seulement que dans la présentation du dos dorso-antérieure droite, les pieds saisis ne sont point éloignés du trajet de la deuxième curviligne diagonale, et sont amenés à la quatrième position qu'il faut réduire à la première ; de même aussi dans la présentation du dos dorso-postérieure droite, ils sont dirigés suivant la première curviligne diagonale , et sont abaissés directement derrière la cavité coty-loïde gauche, en première position appelée calcanéo-antérieure gauche.

RÉFLEXION. — Si je partage l'opinion de mes confrères en conseillant d'imprimer avec lenteur et précaution au corps de l'enfant le mouvement de torsion que celui-ci subit au commencement du temps d'extraction, c'est que je suis persuadé qu'on peut réduire la troisième position des pieds à la deuxième, la quatrième à la première sans aucun inconvénient ; parce que ce mouvement spiral agit en forme de vis successivement sur les vertèbres du rachis , et ne peut avoir d'influence fâcheuse ni sur les articulations de ces vertèbres, ni sur la moëlle rachidienne ; ainsi donc il ne peut occasionner la mort de l'enfant. D'ailleurs la matrice soulagée par l'extraction graduée du fœtus , facilite l'exécution de ce mouvement , qui s'opère spontanément quelquefois dans les accouchements naturels. De savants auteurs l'ont rapporté dans leurs ouvrages , et l'expérience le fait remarquer journellement aux praticiens observateurs.

Il n'en est pas de même du mouvement de torsion qu'on exerce avec plus ou moins de force sur le tronc fœtal, renfermé dans la matrice plus ou moins contractée après l'évacuation des eaux amniotiques, quand elle s'est effectuée depuis plusieurs heures. Ce mouvement ne peut avoir lieu sans l'allongement du tronc devenu un corps cylindrique dont les deux bouts, en contact plus immédiat avec la cavité de l'utérus , agissent avec plus d'énergie sur les deux points de cette cavité où ils excitent une contraction partielle , qui relient en même position la partie du rachis opposée à celle qui subit la torsion fortement exercée sur elle , et détermine la déchirure de la moëlle vertébrale ou sa distension forcée. M. Velpeau est convaincu de ce triste résultat qu'il a exposé dans son traité d'accouchement , et que je rapporte une seconde fois pour engager tous les praticiens à l'éviter au moyen du nouveau procédé décrit ci-dessus.

En agissant sur le corps de l'enfant, comme je viens de le dire, on augmente un peu sa courbure sur la surface antérieure qui conserve son attitude naturelle ; sa forme devient plus arrondie, moins étendue, et se moule mieux à la cavité de la matrice qui le renferme. Il est donc plus facile de le faire glisser en dirigeant le dos vers le segment utérin auquel la partie inférieure de cette région correspond davantage. On réduit les présentations du dos à celles de l'occiput, pour faire la version pédalique suivant les mêmes indications. Mais on ne doit jamais oublier qu'il faut attendre le relâchement de l'utérus ou son inertie momentanée pour exécuter avec succès l'opération manuelle.

VERSION PÉDALIQUE

DANS LA PRÉSENTATION DE LA RÉGION MOYENNE DU PLAN ANTÉRIEUR DU TRONC FŒTAL.

J'ai choisi préférablement la région moyenne et un peu supérieure aux régions qui constituent le plan antérieur du corps de l'enfant, pour démontrer l'analogie de ces positions avec celles de l'occiput et du dos qui viennent d'être examinées. Voyez la troisième figure des quatre dernières planches qui se trouvent à la fin de la première livraison. Néanmoins je crois devoir annoncer que les régions principales du plan antérieur du tronc fœtal sont au nombre de trois ; savoir : 1.º la gorge, 2.º le thorax, 3.º l'abdomen. Voyons d'abord les caractères particuliers de ces régions qui les font reconnaître et distinguer.

Quelles que soient les positions de l'une de ces trois régions qui se présente au détroit abdominal, 1.º la gorge est remarquable par une tumeur allongée, molle, aux deux extrémités de laquelle on distingue d'une part la base et les angles de la mâchoire inférieure, de l'autre les clavicules et la partie supérieure du sternum.

2.º Le thorax offre une tumeur large, résistant dans de très-petits espaces allongés, séparés par d'autres espaces mous, également allongés, aboutissant au sternum ; ce qui prouve la présence des côtes et de leurs espaces intercostaux. En portant le doigt explorateur plus profondément et plus haut, afin de désigner précisément la position, on découvre les clavicules, le bord supérieur du scapulum à l'un des points de la circonférence de la tumeur ; à l'autre point opposé on trouve une partie molle, triangulaire ; c'est l'épigastre borné par les fibro-cartilages des côtes qui contribuent à circonscrire la base du thorax.

3.º Enfin l'abdomen présente une tumeur molle, très-étendue, qui laisse échapper ordinairement une anse plus ou moins longue du cordon ombilical. Il faut tâcher de reconnaître en outre soit l'épigastre et le trajet des côtes asternales, soit les crêtes iliaques ; on peut alors déterminer les positions de cette région.

La plus grande étendue de ces trois régions suit également la direction oblique au détroit abdominal, et ne s'écarte point de celle des deux curvilignes diagonales. Aussi voit-on dans la première position de la gorge, du thorax et de l'abdomen, 1.º la base de la mâchoire inférieure, 2.º les clavicules, 3.º l'épigastre correspondre à la cavité cotyloïde gauche, le ventre du fœtus dirigé en arrière et à droite, le dos en avant et à gauche, surtout dans la présentation de la gorge ; enfin le côté gauche de l'enfant est en arrière et à gauche, son côté droit en avant et à droite, suivant les mêmes rapports qui ont été observés dans la première position de l'occiput. La deuxième position se distingue par la base de la mâchoire inférieure, les clavicules, l'épigastre qui sont placés au-dessus de la cavité cotyloïde droite ; le ventre se trouve en arrière et à gauche, le dos en avant et à droite, le côté droit en arrière et à droite, le gauche en avant et à gauche. Les troisième et quatrième positions de ces trois régions sont l'inverse, la troisième de la première, la quatrième de la deuxième ; car les rapports des quatre plans du tronc fœtal avec les quatre segments utérins sont les mêmes que dans les troisième et quatrième positions de l'occiput et du dos.

Les caractères distinctifs de ces trois régions font voir que l'enfant est fortement recourbé en sens contraire de sa flexion naturelle. Le danger de cette situation est d'autant plus grand que le renversement du tronc fœtal se trouve plus augmenté par les contractions de la matrice, après l'évacuation des eaux amniotiques. En effet, ces régions contiennent des organes essentiels à la vie, qui sont protégés par la courbure du corps sur sa surface antérieure, comme on l'observe dans les présentations de l'occiput et du dos.

Les régions du plan antérieur du tronc fœtal viennent donc s'offrir les premières aux recherches de l'accoucheur, qui doit les éviter, ou du moins prendre les plus grandes précautions pour ne point exercer de pression sur les viscères qu'elles renferment. Cet inconvénient a fait juger la version pédalique très-difficile. Aussi quelques praticiens ont conseillé la version céphalique dans la présentation de la poitrine, parce que la tête était plus voisine du détroit abdominal, et que les pieds trop éloignés ne pouvaient être atteints.

On conçoit la possibilité de la version céphalique, lorsque les membranes ne sont pas encore rompues ni les eaux écoulées, ou peu de temps après la sortie de ces dernières. Mais si dans ces cas la matrice n'a point eu le temps de revenir sur elle-même, ne vaut-il pas mieux profiter de cette occasion favorable pour aller à la recherche des pieds, que de ramener la tête au détroit supérieur, et de l'abandonner alors aux contractions futures et plus ou moins fortes de la matrice ? Est-il certain que la tête puisse être maintenue en bonne position lorsqu'elle a toujours de la tendance à céder au renversement ? Enfin la version céphalique peut-elle convenir dans le cas d'inertie de la matrice, d'hémorragie, de convulsions ou de tout autre accident grave ?

La version pédalique offre toujours l'avantage de remédier au renversement du corps de l'enfant par un procédé méthodique, qui ramène le tronc fœtal à sa flexion naturelle, en le recourbant sur sa surface antérieure, et de parvenir le plus ordinairement à la terminaison heureuse de l'accouchement. Il n'en est pas de même de la version céphalique. Trop souvent, après avoir éprouvé plus ou moins de difficulté pour atteindre et ramener la tête au détroit abdominal, on se trouve dans la cruelle nécessité d'avoir recours à la version pédalique, et d'extraire un enfant mort à la suite des vaines tentatives qui ont précédé.

Les positions des trois régions antérieures du tronc fœtal étant reconnues par les caractères qui leur sont propres, et la version pédalique devant être préférée, il me paraît convenable d'examiner actuellement les diverses manœuvres des auteurs les plus remarquables. Les difficultés de l'opération manuelle sont d'autant plus grandes que les positions du fœtus sont plus désavantageuses : elles ne peuvent être aplanies qu'en cherchant à s'éclairer par la lecture des meilleurs auteurs qui ont consacré leur temps, leurs soins et leurs veilles pour l'instruction. Il est donc important de bien approfondir leur doctrine, surtout de ne prendre pour guide que l'expérience, l'observation et une longue pratique. Un travail opiniâtre, soutenu par le zèle dans l'intérêt de l'humanité, peut faire découvrir un nouveau procédé opératoire, propre à faire disparaître les dangers qui menacent les jours des enfants, lorsqu'ils présentent une des régions antérieures de leur corps.

BAUDELOCQUE annonce qu'on ne doit pas être surpris de voir rarement la présentation du devant de la poitrine, si l'on fait attention à l'attitude que l'enfant doit prendre pour se placer ainsi, sans s'éloigner de la forme ovoïde sous laquelle il est naturellement replié dans le sein de sa mère.

Quelque rare que soit cette présentation, il n'en est pas moins vrai qu'elle a été remarquée par plusieurs praticiens qui ont enseigné leurs manœuvres, difficiles à la vérité. BAUDELOCQUE reconnaît quatre positions directes ; les deux premières sont dirigées suivant le diamètre sacro-pubien , les deux autres suivant le diamètre bi-iliaque. Ne pouvant concevoir l'existence des deux premières , je ne considérerai le procédé opératoire que dans le cas des deux dernières , où il place la tête et le devant du cou dans la fosse iliaque gauche , pour former la troisième position ; et pour la quatrième , la tête et le devant du cou sont au-dessus de la fosse iliaque droite.

Je crois devoir rapporter ici textuellement l'opinion de l'auteur : il dit que l'indication la plus générale que « nous offre l'obstacle qui s'oppose à la sortie de l'enfant » est de ramener la tête ou les pieds à l'entrée du bassin. Si quelques praticiens ont » conseillé d'y ramener la première , et d'abandonner ensuite l'accouchement aux » efforts de la nature ; les autres , avec bien plus de raison , ont expressément recom- » mandé d'aller prendre les pieds , pour le terminer à temps. »

En accordant déjà la préférence à la version pédalique , il ajoute ce qui suit : « Quand on supposerait ces deux méthodes également faciles , la première ne pourrait » être admise indifféremment dans toutes les circonstances. Ce n'est qu'au moment » de l'évacuation des eaux qu'on pourrait tenter , avec quelque espèce de succès , » de ramener la tête à sa situation naturelle ; mais ce ne serait pas encore sans » y éprouver beaucoup plus de difficulté qu'on n'en rencontre en allant prendre les » pieds , etc. »

Ces sages préceptes ont été bientôt oubliés , puisqu'on voit actuellement plusieurs auteurs modernes préconiser la version céphalique. Je vais examiner la manière d'opérer les diverses espèces d'accouchements où l'enfant présente le devant de la poitrine, seulement suivant le diamètre bi-iliaque , parce que quelques praticiens n'ont admis que ce genre de position. Il sera plus facile de comparer la doctrine de chacun d'eux , et de juger celle qui sera préférable.

BAUDELOCQUE conseille dans la troisième espèce d'accouchement où le devant de la poitrine se présente , d'introduire la main gauche qu'il insinue au-dessous de la poitrine en la dirigeant vers le bas de la fosse iliaque droite , et en suivant le côté gauche de l'enfant jusqu'à sa hanche , pour gagner plus facilement les pieds qu'il entraîne selon l'ordre dans lequel ils se présentent. S'il éprouve quelques difficultés à faire descendre les pieds , après les avoir dégagés de la matrice . il repousse un peu la poitrine de l'enfant , et même à plusieurs reprises , si la circonstance l'exige , afin de favoriser l'abaissement des fesses qui, sans celle précaution , trouvent dè grands obstacles à s'engager.

Dans la quatrième espèce d'accouchement, il opère avec la main droite de la même manière , avec cette différence qu'il dirige les doigts vers la fosse iliaque gauche de la femme , suit le côté droit de l'enfant pour parvenir aux pieds et les dégager , en observant les précautions indiquées.

RÉFLEXION. — La première position directe du devant de la poitrine reconnue par BAUDELOCQUE , est l'intermédiaire de la première et de la quatrième positions diagonales ; et la quatrième directe se trouve entre les deuxième et troisième positions diagonales. De même aussi n'observe-t-on pas que la première position directe se réduit à la première et à la deuxième diagonales , comme la deuxième directe revient aux troisième et quatrième diagonales. Pourquoi donc admettre suivant le diamètre sacro-pubien des positions directes que la conformation de l'extrémité inférieure de la colonne vertébrale ne permet pas ?

Quand je considère la pratique de BAUDELOCQUE, il paraît qu'il agit sur l'enfant dans l'hypothèse que le tronc fœtal conserve une direction horizontale, à laquelle s'opposent 1.º la forme plus ou moins arrondie de l'utérus ; 2.º l'introduction de la main qui tend à éloigner de l'axe du détroit abdominal la région de l'enfant qui s'y présente.

M. CAPURON désigne parfaitement les quatre positions diagonales des trois régions antérieures du tronc fœtal, après en avoir exposé les signes caractéristiques. Mais la rareté de ces présentations doit d'autant plus fixer l'attention de l'accoucheur et l'obliger à faire les plus grandes recherches pour tâcher de découvrir l'opération manuelle la plus méthodique, que l'enfant court les plus grands dangers par l'effet de sa mauvaise position, malheureusement soumise quelquefois aux contractions utérines trop énergiques.

M. CAPURON renonce à la version céphalique et regarde la version pédalique comme le seul moyen de terminer ce genre d'accouchement. Dans la première position où les pieds correspondent à la symphyse sacro-iliaque droite, il introduit la main gauche dans l'état de supination sous la région antérieure qui se présente, refoule le tronc vers la fosse iliaque gauche de la mère, suit le côté gauche de l'enfant, arrive aux fesses qu'il entraîne à la vulve, pendant que de la main droite il pousse la tête à gauche et en arrière, et termine ensuite l'accouchement comme dans la deuxième position des pieds.

RÉFLEXION. — En refoulant avec la main d'élection le tronc vers la fosse iliaque gauche de la mère, pendant que de la main droite on pousse la tête à gauche et en arrière, on convertit nécessairement la première position diagonale en la troisième directe de BAUDELOCQUE, ou dans la première de MAYGRIER. Au reste, le procédé manuel n'est point assez détaillé pour diriger le praticien. Il paraîtrait que l'accouchement serait terminé directement en deuxième position des pieds.

Dans la quatrième position, les pieds sont situés vers la cavité cotyloïde droite. L'auteur introduit la main gauche en supination sous la région antérieure, refoule le tronc vers la fosse iliaque gauche de la mère, pendant que de la main droite il incline l'extrémité inférieure en arrière et à droite ; il suit le côté gauche de l'enfant, arrive aux fesses, saisit les pieds et les amène à la vulve en deuxième position.

RÉFLEXION. — Refouler le tronc vers la fosse iliaque gauche de la mère, et incliner l'extrémité inférieure en arrière et à droite, c'est donner au corps de l'enfant une courbure latérale droite dont la concavité est dirigée en arrière ; la longueur du tronc fœtal se trouve éloignée de la direction de la deuxième curviligne diagonale.

Le procédé manuel est le même pour les deuxième et troisième positions, avec cette différence que la main d'élection est la droite qui doit amener les pieds à la quatrième position, qu'il faut réduire à la première dans la deuxième position de la région antérieure du tronc ; tandis que les pieds sont amenés directement à la première dans la troisième position de cette même région.

Mme Boivin n'offre rien de particulier pour les quatre positions directes des régions antérieures du tronc fœtal, qui sont conformes à celles de Baudelocque. Dans la deuxième position elle introduit l'une ou l'autre main derrière les pubis, et pousse le fond de l'organe utérin vers la main d'élection pour en rapprocher les extrémités, ou au moins un des genoux qui sont situés derrière la partie antérieure de l'utérus, à un dégré plus ou moins élevé.

Réflexion. — Ce procédé manuel me paraît impraticable, parce que la main d'introduction renversée en avant s'écarte de l'axe du détroit abdominal et ne peut parvenir aux pieds. Si ceux-ci étaient saisis, il serait difficile de les amener suivant la direction de cet axe, et la version pédalique ne s'effectuerait point, à moins qu'ils ne fussent déviés à gauche ou à droite. en se rapprochant de la troisième ou de la quatrième position diagonale; mais il serait nécessaire de les repousser en arrière vers le centre du détroit supérieur.

La main gauche est introduite du côté droit du bassin et de l'utérus dans la troisième position, et la main droite est insinuée vers le côté gauche du bassin dans la quatrième position. Au reste on ne voit aucun détail du procédé opératoire.

Cependant les deux figures relatives à ces deux dernières positions dépeignent plutôt la présentation du ventre que celle du devant de la poitrine. Le tronc fœtal est horizontalement situé en travers sur le détroit supérieur, et les extrémités céphalique et pelvienne sont peu renversées sur le dos; enfin la plante des pieds, les fesses et le sommet de la tête se trouvent rangés sur une ligne presque droite, malgré l'existence d'une légère dépression, remarquable au fond de la matrice, et correspondant à l'intervalle qui existe entre la tête et les fesses. La main gauche placée vers la fosse iliaque droite, saisit le genou gauche de l'enfant en troisième position directe et transversale, sans savoir quel mouvement elle doit faire exécuter à ce membre pour le dégager. La main droite est portée vers la fosse iliaque gauche jusqu'au pied droit du fœtus situé en quatrième position directe et transversale. Il ne se trouve point d'indication pour la manière de le dégager et de l'amener à la vulve.

Maygrier ne reconnaît que deux positions directes et transversales de la présentation du thorax : dans la première la tête répond à la fosse iliaque gauche ; il conseille l'introduction de la main droite pour aller à la recherche des pieds, qui, étant très-éloignés, demandent beaucoup plus de temps pour les atteindre; mais une fois dans l'excavation, on les dégage sans peine ensemble ou séparément, et on termine dans la deuxième position des pieds.

La deuxième position du thorax, suivant l'auteur. offre les pieds à gauche. La main gauche va les chercher, les entraîne dans l'excavation, et l'accouchement est terminé comme dans la première position des pieds.

Réflexion. — Quand je songe au peu de détail de la manœuvre de Maygrier. je ne peux me figurer comment les mains d'élection doivent agir pour faire exécuter au tronc fœtal les divers mouvements méthodiques qu'il doit subir dans la recherche des pieds et leur extraction. Après le texte trop obscur, je passe à l'examen des deux figures qui dépeignent la première et la deuxième positions transversales du thorax. En voyant la première marquée la deuxième, j'aperçois l'introduction de la main droite en supination, dirigée derrière le côté gauche du thorax. Comme cette position directe est l'intermédiaire de la première et de la quatrième positions diagonales, je ne sais si l'auteur a l'intention de réduire cette même position directe à la première ou à la quatrième position diagonale. Dans l'un et l'autre cas, il faudrait se servir de la main gauche, suivant l'indication des auteurs Baudelocque, M. Capuron, M.ᵐᵉ Boivin, etc.

La deuxième position du thorax, marquée la première, sans doute par une faute d'impression, me fait remarquer la main gauche en pronation, placée entre la face interne des pubis de la mère et le côté de l'enfant. D'autres planches démontrent une aussi défectueuse introduction de la main, dont la longueur, ainsi que celle de l'avant-bras, doivent toujours se rapprocher de la direction des axes des détroits du bassin. Ainsi donc la main et l'avant-bras doivent être introduits devant l'un des segments utérins-postérieurs, afin de comprendre le corps de l'enfant entre la main d'élection et l'autre main appliquée extérieurement sur le ventre de la femme. De cette manière l'une et l'autre mains s'aident réciproquement, et favorisent les temps d'exploration et de version de la manœuvre.

Voici les inconvénients de l'introduction de la main parvenue derrière la symphyse pubienne :

1.° Elle se trouve déjà fortement renversée en avant, où correspond sa face sus-palmaire, tandis que sa face palmaire, appuyée sur le corps de l'enfant, le déprime d'autant plus en arrière et en bas, vers la saillie des dernières vertèbres lombaires, que les efforts de l'introduction de la main augmentent graduellement pour atteindre les pieds.

2.° La main d'élection, portée plus profondément dans la cavité de la matrice, entraîne à sa suite l'avant-bras, dont la longueur immobile entre les articulations radio-carpienne et huméro-cubitale ne peut permettre un changement de direction dans son trajet; aussi le bras, l'avant-bras et la main d'introduction imitent la forme de la lettre Z, parce que l'opérateur est obligé d'élever beaucoup le tronc fœtal au-dessus du détroit abdominal, afin que la longueur de l'avant-bras puisse pénétrer entièrement dans le vagin, et à une profondeur telle que l'articulation du coude vienne correspondre dans l'excavation, à l'endroit où se remarque l'entrecroisement des deux axes des détroits. Alors la direction du bras introduit en partie dans le vagin, coïncide avec celle de l'axe du détroit périnéal; savoir : de bas en haut et d'avant en arrière; l'avant-bras, fléchi sur le bras, se dirige suivant l'axe du détroit abdominal, de bas en haut et d'arrière en avant; enfin l'articulation du poignet, assez mobile, permet seulement à la main placée en pronation de se courber sur le dos de l'enfant, où les pieds se trouvent. Une pareille tentative ne peut s'effectuer et serait très-dangereuse.

3.° Je suppose actuellement que par ce procédé on soit parvenu aux pieds et qu'on les ait saisis, comment pourra-t-on les dégager et les entraîner dans le vagin? Sans doute, il faudra placer la face palmaire de la main d'élection sur la face sus-plantaire des pieds de l'enfant, dont le corps sera fortement déprimé sur la colonne vertébrale de la mère. Les pieds, de quelque manière qu'ils soient saisis, pourront-ils être allongés et ramenés sur le plan antérieur du tronc fœtal? La matrice, fortement resserrée long-temps après l'évacuation des eaux amniotiques, souffrira-t-elle les tentatives que l'on fera pour éloigner les pieds renversés, en étendant les jambes sur les cuisses qui doivent être fléchies sur le ventre? Ne pouvant réussir, on est donc obligé d'agir avec force sur les pieds ainsi renversés, de les entraîner en avant et en bas derrière la symphyse pubienne, et de faire exécuter un mouvement de torsion au tronc fœtal sur son axe céphalo-coccygien; les dangers de cette torsion sont assez connus pour ne plus y revenir. D'ailleurs, ne corrigeant point la mauvaise direction du tronc fœtal, qui ne pourrait être mise en parallèle avec celle des détroits, on tirerait sur les pieds ainsi amenés dans la vulve, on augmenterait l'extension des cuisses, et les efforts de traction agiraient uniquement sur les membres pelviens, auxquels le moindre accident qui pourrait arriver serait la fracture.

Des deux figures qui doivent représenter la première et la deuxième position directe et transversale du ventre, la première est la seule où cette région antérieure corresponde au centre du détroit abdominal; la deuxième dépeint les genoux de l'enfant engagés dans ce même détroit. La main est encore introduite entre la symphyse pubienne et les membres pelviens de l'enfant, de manière à rendre nulles les fonctions de la main extérieure pour aider la manœuvre. Cette différence trop sensible entre les deux figures me fait penser que l'auteur s'est proposé d'éloigner le ventre, pour amener successivement au détroit abdominal le bassin de l'enfant, les cuisses, les genoux et les jambes.

Le mouvement de totalité que MAYGRIER veut imprimer sur la longueur du tronc fœtal, peut convenir dans la présentation du dos, parce que la flexion naturelle du corps de l'enfant conserve la forme d'un peloton bien propre à faciliter l'exécution de ce mouvement. Il n'en est pas de même de la présentation des régions antérieures. La main placée derrière la symphyse pubienne exerce une compression nuisible, souvent funeste sur les viscères abdominaux, déprime avec force le ventre sur le détroit supérieur, et simultanément la poitrine d'un côté, les membres pelviens de l'autre sur les fosses iliaques ; par cette forte dépression le renversement du corps est augmenté, et son glissement vers l'une des fosses iliaques ne peut s'effectuer qu'avec la plus grande difficulté. Il faut encore se rappeler l'inconvénient de la mauvaise position de la main introduite en sens inverse de la direction de l'axe du détroit abdominal : elle doit presser fortement le corps de l'enfant vers l'angle sacro-vertébral, et le fixer d'une manière invariable sur cette saillie.

Il me semble que cette manœuvre doit être abandonnée, quand je considère les moyens que la nature emploie toutes les fois qu'elle devient victorieuse. Il faut tâcher de l'imiter dans ses efforts, corriger la direction défectueuse de l'ovoïde fœtal par rapport aux axes des détroits, et lui donner l'attitude la plus convenable pour obtenir la terminaison heureuse d'une fonction aussi importante. Le praticien remplira ce but en se rappelant sans cesse le mécanisme des accouchements naturels ; il saisira le moment favorable de venir au secours de la nature, et ne s'écartera jamais du sentier qu'elle suit, lorsqu'elle peut se suffire à elle-même.

La troisième figure de la deuxième planche dépeint la première position diagonale du devant de la poitrine. Je vais commencer la description des modifications particulières que nécessitent dans l'opération manuelle les diverses positions du fœtus, en prenant d'abord la première pour exemple. Je passerai immédiatement à la manœuvre qu'exige la quatrième position, parce que celle-ci, unie à la première, offre les mêmes rapports du dos avec les deux segments-utérins antérieurs et postérieurs du même côté, et requièrent préférablement l'introduction de la main gauche.

Les deuxième et troisième positions du devant de la poitrine formeront le dernier article où la main droite devient celle d'élection. Il est essentiel de ne pas omettre un des préceptes généraux de l'accouchement manuel par la version pédalique ; c'est d'éviter l'augmentation de longueur du corps de l'enfant, qui se trouve dans cette attitude renversée en sens inverse de la flexion naturelle. Le défaut de cette précaution contribue spécialement à rendre plus grandes les difficultés de l'opération manuelle, qui peuvent encore provenir du défaut de parallélisme entre la direction de la main introduite et les axes des détroits.

VERSION PÉDALIQUE

DANS LA PRÉSENTATION DU THORAX DORSO-ANTÉRIEURE GAUCHE.

(PREMIÈRE POSITION DIAGONALE.)

La présentation du thorax dorso-antérieure gauche est caractérisée ci-dessus par tous les signes suffisants pour en reconnaître parfaitement la position. Cependant, je crois qu'il convient de les répéter, afin de faire mieux concevoir les divers mouvements qu'il faut faire exécuter au tronc fœtal, pendant l'opération manuelle. En effet, on trouve 1.° la longueur du corps de l'enfant parallèle à la première curviligne diagonale, 2.° la gorge et le menton au-dessus de la cavité cotyloïde gauche ; de sorte que le visage et le dos regardent le segment utérin-antérieur gauche, le vertex est au-devant du segment utérin-postérieur droit, le plan latéral gauche du tronc fœtal correspond au segment utérin-postérieur gauche, et le plan latéral droit est situé derrière le segment utérin-antérieur droit. Les rapports des quatre plans du corps de l'enfant avec les quatre segments utérins offrent entre eux la même analogie que la première position du devant de la poitrine avec celle de l'occiput et du dos.

L'analogie des positions entre elles m'engage à ne pas m'éloigner des préceptes de l'opération manuelle, généralement adoptée et pratiquée avec succès dans le cas de la présentation de l'occiput, avec cette différence que la position du thorax exige une modification particulière dans les temps d'exploration et de version du procédé opératoire que je vais indiquer. Mais je ne parlerai point du temps d'introduction, parce qu'il est absolument semblable à celui que j'ai décrit dans la deuxième livraison.

10

La main d'élection est donc la gauche qui franchit la vulve et le vagin, en observant les précautions recommandées. Parvenue dans la matrice, l'accoucheur la place dans un état imparfait de supination sur la partie antérieure du thorax, le pouce étendu sur le devant de la fosse iliaque droite ; la face palmaire et les quatre derniers doigts embrassent la poitrine et l'épaule gauche. Il éloigne du détroit cette région antérieure en la dirigeant en haut, et un peu en avant et à gauche. Par l'effet de ce mouvement, l'extrémité pelvienne du fœtus se rapproche du fond de la cavité utérine, et le dos se range le long du segment utérin-antérieur gauche. (V. la 2.ᵉ figure de la 12.ᵉ planche.)

La poitrine ainsi élevée, il fait glisser la main sur l'épaule et le plan latéral gauche du tronc, et soutient le thorax avec le poignet : la présence de la main et du poignet détermine une légère inclinaison à droite et en avant, où la totalité du corps de l'enfant est portée, sans faire perdre à sa longueur la direction oblique, conforme à la première curviligne diagonale. Les quatre derniers doigts rencontrent bientôt les pieds ; au lieu de les saisir, l'accoucheur les abandonne momentanément et suit la partie antérieure de la jambe gauche, tandis qu'il parcourt avec le pouce le trajet du ventre devenu convexe, jusqu'à ce qu'il parvienne au pli de l'aîne gauche sur lequel il fixe ce doigt, pour soutenir l'action des quatre autres qui augmentent la flexion de la jambe sur la cuisse. Pendant l'exécution de ce mouvement, il éloigne le bras du fœtus qui pourrait gêner les fonctions de la main exploratrice, fléchit consécutivement la cuisse sur le ventre, en faisant glisser le genou sur la cavité de la matrice par l'action simultanée des doigts étendus sur le devant de la jambe, et imite le levier du second genre (*) en formant le point d'appui au moyen du pouce allongé sur le pli de l'aîne gauche. (V. la 3.ᵉ figure de la 12.ᵉ planche.)

Pour maintenir la flexion de la jambe sur la cuisse, de celle-ci sur le ventre, et commencer l'allongement du membre pelvien, dont l'extension ne peut s'effectuer par le resserrement de la matrice, l'accoucheur met sa main en pronation, éloigne le pouce du pli de l'aîne gauche, applique les trois derniers doigts sur le côté externe de la jambe, et place l'indicateur sur le pied qui doit être tourné en dedans. (V. la 1.ʳᵉ figure de la 13.ᵉ planche.)

Cette figure dépeint la partie interne de la jambe et du pied gauche couchée sur la région hypogastrique de l'abdomen du fœtus, où la cuisse se trouve fléchie. La version pédalique ainsi commencée, n'occasionne point l'allongement du membre pelvien ni du tronc fœtal. Si l'utérus ne se contracte point, les quatre derniers doigts appliqués sur la jambe et le pied les abaissent peu à peu dans l'adduction, et les font glisser sur le ventre en décrivant un arc de cercle qui part de la fesse gauche, va se rendre au côté droit du tronc fœtal, et finit vers le milieu de la base de la poitrine. Le membre pelvien gauche de l'enfant est enfin allongé sur le plan antérieur de son tronc, et peut être abaissé suffisamment dans le vagin pour placer un lacs sur le pied amené en troisième position. Le siège du fœtus est entraîné alors en arrière et à droite, devant le segment utérin-postérieur droit, et

---

(*) Les doigts sont la puissance, le genou la résistance et le pouce le point d'appui qui se trouve entre la résistance et la puissance.

la moitié inférieure du plan antérieur de son corps se recourbe un peu en avant et à gauche.

Le lacs confié à un aide, l'accoucheur introduit de nouveau dans la cavité utérine la main gauche en demi-pronation, suit la partie interne et postérieure du membre pelvien gauche, allongé et fixé, et pénètre enfin jusqu'en-dedans de la cuisse et de la jambe droites, restées renversées dans leur position primitive. Il recommande à l'aide de cesser la traction exercée sur le lacs, afin que le pied et la jambe gauches remontent dans le vagin. La main d'introduction, qu'il met alors en supination, détermine cette rentrée par l'élévation de l'extrémité pelvienne du fœtus. Il applique la face palmaire sur la partie interne de la cuisse et de la jambe droites, porte le pouce sur le pli de l'aîne, où il trouve un point d'appui pour soutenir l'action des quatre autres doigts étendus sur la jambe, qu'ils fléchissent sur la cuisse et consécutivement celle-ci sur le ventre, en faisant glisser le genou le long de la cavité de la matrice. (V. la 2.ᵉ figure de la 13.ᵉ planche.)

Ce mouvement opéré, il éloigne du pli de l'aîne son pouce, achève la flexion de la cuisse sur le ventre, met sa main en pronation, saisit la jambe et le pied droits, les abaisse derrière la cuisse gauche allongée, en les amenant dans l'adduction et leur faisant décrire un arc de cercle de haut en bas et de gauche à droite. (V. la 3.ᵉ figure de la 13.ᵉ planche.) On doit donc agir non-seulement sur le pied, mais encore sur la jambe, qui pourrait être fracturée, si cette précaution n'était pas observée.

Le membre pelvien droit, allongé auprès du gauche, les pieds sont amenés en troisième position, et peuvent être saisis ensemble par la main d'élection, suivant le procédé enseigné dans l'article de la présentation de l'occiput. Lorsqu'on exerce sur eux des tractions graduées, on observe que le thorax, déjà éloigné de l'axe du détroit abdominal pendant l'opération manuelle, s'élève de plus en plus au-dessus de la cavité cotyloïde gauche, et vient correspondre au segment utérin-antérieur gauche. La tête, primitivement renversée sur le dos, est portée peu à peu sur le devant de la poitrine, et le dos se courbe un peu sous l'influence des contractions de la matrice, suivant la flexion naturelle. (V. la 1.ʳᵉ figure de la 14.ᵉ planche.)

La terminaison du procédé opératoire offre ici les mêmes résultats qui ont été remarqués dans la version pédalique, quand la présentation de l'occiput est dorso-antérieure gauche. En effet, les pieds sont amenés à la troisième position, qu'il faut réduire à la deuxième. Au reste, le temps d'extraction s'exécute de la même manière.

VERSION PÉDALIQUE

DANS LA PRÉSENTATION DU THORAX DORSO-POSTÉRIEURE GAUCHE.

(QUATRIÈME POSITION DIAGONALE.)

La troisième figure de la cinquième planche dépeint la présentation du devant de la poitrine, le tronc fœtal étant renversé en quatrième position diagonale ; car la tête et le cou sont placés au-dessus de la symphyse sacro-iliaque gauche, le ventre correspond au segment utérin-antérieur droit, le plan latéral gauche se trouve en arrière et à droite, le plan latéral droit est en avant et à gauche, et le dos regarde le segment utérin-postérieur gauche. Ces rapports des quatre plans du corps de l'enfant avec les quatre segments utérins sont les mêmes que ceux de la quatrième position diagonale de l'occiput. Mais le renversement des membres pelviens sur le dos n'a pas lieu dans cette figure, puisque les cuisses sont fléchies sur le ventre et les jambes sur les cuisses, comme on l'observe quelquefois. Cette disposition favorable rend la version plus facile. Le toucher fait reconnaître les signes caractéristiques de la paroi antérieure du thorax exposés ci-dessus, et peut en faire distinguer la position.

L'accoucheur pratique aussitôt la version pédalique ; il introduit la main gauche dans la matrice, et suit le plan latéral gauche du tronc fœtal, qu'il éloigne du détroit abdominal en portant le dos en arrière et à gauche. Il parvient bientôt au genou correspondant, étend les doigts indicateur et médius sur le pied et le talon, pour les coucher devant la jambe droite et les abaisser dans l'adduction. Ce mouvement est aidé par les deux derniers doigts appliqués au-dessus de la jambe gauche, le long de laquelle le pouce est couché. (V. la 2.ᵉ figure de la 14.ᵉ planche.)

Lorsque le pied est ainsi abaissé au-dessous du genou droit devenu plus saillant, l'accoucheur met sa main en pronation, place les quatre derniers doigts sur la jambe, le pouce près du pied. (V. la 3.ᵉ figure de la 14.ᵉ planche.) Enfin, il termine l'arc de cercle qu'il a fait parcourir à ce membre pelvien pour l'allonger sur le plan antérieur du tronc fœtal ; il saisit alors le pied, l'entraîne directement derrière la cavité cotyloïde droite jusque dans le vagin, et s'oppose à sa rentrée au moyen d'un lacs qu'il confie à un aide, ou qu'il tient de la main droite. Pendant l'exécution de ce mouvement, la poitrine s'éloigne de plus en plus de l'axe du détroit supérieur, et se dirige en arrière et à gauche ; la tête commence à se redresser en approchant du fond de l'utérus.

A la faveur du lacs et du membre fixé, il introduit de nouveau la main gauche en demi-pronation, et parvient au membre pelvien droit en soulevant le tronc du fœtus et portant le dos en arrière et à gauche ; en même temps le pied fixé par le lacs rentre dans le vagin et s'élève en proportion de l'introduction de la main, dont la face sus-palmaire correspond à la deuxième curviligne diagonale. L'avant-bras droit de l'enfant, placé le long de la partie latérale de son corps, est d'abord ramené et fléchi sur le plan antérieur, afin d'éviter, pendant le temps d'extraction, qu'il soit élevé et couché en sautoir derrière la nuque; ce qui augmenterait les difficultés du procédé manuel. Ensuite l'accoucheur place le pouce sur le genou et la cuisse dont la flexion est augmentée, étend les doigts indicateur et médius sur la partie externe et un peu antérieure de la jambe, et consécutivement le doigt annulaire sur le pied pour l'incliner en-dedans. (V. la 1.re figure de la 15.e planche.)

La jambe et le pied ainsi maintenus, il leur fait décrire un arc de cercle par lequel il les entraîne dans l'adduction. Le pouce de la main en pronation est alors situé sur le côté de la poitrine, près le bras droit; les doigts indicateur, médius et annulaire agissent sur la jambe, et le petit doigt sur le pied, les abaissent et les font glisser derrière la cuisse gauche allongée. (V. la 2.e figure de la 15.e planche.)

Les deux membres pelviens étant allongés près l'un de l'autre, on observe que les talons viennent correspondre à la cavité cotyloïde droite, et que les pieds saisis par la main gauche sont amenés en deuxième position. Pendant leur extraction, le tronc fœtal est forcé de se courber sur son plan antérieur, et la tête, primitivement renversée sur le dos, est aussi obligée de se redresser contre les parois de la cavité de la matrice fortement resserrée; en effet, elle se trouve soulevée peu à peu et fléchie sur la poitrine, d'autant mieux que le tronc est plus abaissé. (V. la 3.e figure de la 15.e planche.)

Les détroits du bassin contribuent surtout à favoriser le redressement de la colonne vertébrale de l'enfant; car cette filière osseuse, destinée à livrer passage au produit de la conception, présente une résistance solide à l'extrémité pelvienne du tronc fœtal, tandis que l'extrémité céphalique est soumise à la contraction de l'utérus qui la déprime en sens opposé. Ce mécanisme doit infailliblement faire recourber le corps du fœtus suivant sa flexion naturelle.

VERSION PÉDALIQUE

DANS LES PRÉSENTATIONS DU THORAX DORSO-ANTRIEURE DROITE ET DORSO-POSTERIEURE DROITE.

(DEUXIÈME ET TROISIÈME POSITIONS DIAGONALES.)

Les deux dernières figures de la douzième planche, celles des treizième, quatorzième et quinzième planches dépeignent les divers mouvements de l'opération manuelle que je viens de décrire dans les présentations du thorax dorso-antérieure gauche et dorso-postérieure gauche. Ces planches vues sur le revers, entre l'œil et la lumière, ou bien présentées devant un miroir font voir les deuxième et troisième positions de la partie antérieure de la poitrine. On remarque alors que la main droite exécute les mêmes procédés, avec cette différence que, dans la présentation du thorax dorso-antérieure droite, les pieds dégagés et saisis sont amenés suivant le trajet de la deuxième curviligne diagonale à la quatrième position, qu'il faut réduire à la première.

Lorsqu'on pratique la version pédalique dans la présentation du thorax dorso-postérieure droite, il faut faire parcourir aux pieds le trajet de la première curviligne diagonale, et les abaisser directement derrière la cavité cotyloïde gauche, en première position, appelée calcanéo-antérieure gauche.

Par cette méthode, les mouvements que l'accoucheur est obligé de faire exécuter à l'enfant pour en opérer avec avantage la version pédalique, tendent à le recourber sur le plan antérieur de son tronc, et à le ramener constamment à sa flexion naturelle. En observant dans la pratique toutes les précautions ci-dessus recommandées, il ne surviendra aucun accident tant à la mère qu'à l'enfant; la vie de celui-ci sera conservée, les préceptes généraux seront exactement suivis, le praticien s'acquittera des modifications particulières du procédé opératoire dans les présentations des régions antérieures du tronc fœtal, et terminera l'opération manuelle par le temps d'extraction, déjà détaillé dans la version pédalique, lorsque l'occiput se présente. Enfin les grandes difficultés de la manœuvre seront aplanies, en se guidant sur l'analogie des présentations du dos et de la région antérieure du thorax avec celles de l'occiput.

Je vais tâcher de rendre cette analogie aussi évidente pour les présentations des épaules et des bras sortis; ce qui formera le sujet de la quatrième livraison.

VERSION PÉDAGOGIQUE

DANS

LES REPRÉSENTATIONS DES RÉGIONS LATÉRALES
DU TRONC FŒTAL

[illegible]

[illegible] [illegible] pour les [illegible] et [illegible] que [illegible]
[illegible] de [illegible] [illegible]
[illegible] que, dans la [illegible] que [illegible]
[illegible] [illegible] et la
[illegible] à la [illegible] [illegible] [illegible] que [illegible]

[illegible] [illegible] privilégiés dans la [illegible]
[illegible] [illegible] plus [illegible]
[illegible] [illegible] le [illegible]
[illegible] [illegible]

Par cette [illegible] [illegible] que l'[illegible]
[illegible] [illegible] à sa non [illegible]
[illegible] que le [illegible] [illegible]

VERSION PÉDALIQUE

DANS

LES PRÉSENTATIONS DES RÉGIONS LATÉRALES DU TRONC FŒTAL.

Je ne m'écarte point de la classification adoptée par mes prédécesseurs , en rangeant les présentations des régions latérales du tronc de l'enfant après celles du dos et des régions antérieures , quoiqu'elles soient plus fréquentes que ces dernières. Or , me fondant sur le principe de l'analogie des positions de l'occiput avec celles des régions du tronc fœtal, je suivrai la même marche , parce que je ne considérerai que les régions latérales les plus voisines de l'extrémité céphalique.

Pour distinguer ces régions des inférieures , je rappelle l'article de la présentation de la partie moyenne du dos , où j'ai supposé l'axe céphalo-coccygien du tronc fœtal divisé en deux parties inégales , au moyen d'une ligne circulaire qui passe sur l'ombilic. Les régions du tronc placées au-dessus de cette ligne , offrent les mêmes rapports avec les quatre segments utérins que ceux qu'on remarque dans les présentations de l'occiput. Il n'en est pas de même des régions situées au-dessous de cette même ligne ; celles-ci avoisinent l'extrémité pelvienne , et nécessitent un procédé opératoire analogue à celui qu'on emploie, lorsque les pieds se présentent. La cinquième et dernière livraison servira aux explications de la manœuvre qu'il convient d'exécuter dans les présentations des régions inférieures du corps de l'enfant.

Les présentations des épaules sont plus fréquentes que celles des régions postérieures et antérieures du tronc fœtal , parce qu'elles ont une forme plus saillante et plus arrondie ; cette forme rend plus fréquente non-seulement la présentation des épaules , mais encore celle des autres régions latérales du corps de l'enfant. Je n'exposerai ici que les signes diagnostiques des régions latérales qui avoisinent l'extrémité céphalique.

Ces régions sont au nombre de trois sur chaque plan latéral; savoir : 1.º les côtés du cou, 2.º les épaules droite ou gauche, 3.º les parties latérales de la poitrine.

Les signes caractéristiques de la première région qui se présente assez rarement à cause de sa forme particulière, ne peuvent être fournis par cette région qui n'offre aucune marque sensible au toucher; mais ils proviennent des parties circonvoisines, telles que la clavicule, l'épaule, l'angle de la mâchoire inférieure, le bas de l'oreille.

La clavicule, les angles de l'omoplate et le bras font reconnaître l'épaule qui se présente plus fréquemment, parce qu'elle est plus arrondie, plus saillante, et qu'elle se moule pour ainsi dire sur le détroit abdominal.

Les parties latérales de la poitrine sont distinguées par les côtes, les espaces mous et allongés qui les séparent, les aisselles, les bras, le sternum et les hanches.

Les présentations des épaules, que j'ai choisies préférablement pour la description de l'opération manuelle, sont celles des régions latérales moyennes du corps de l'enfant. Les signes des parties circonvoisines, telles que la clavicule, l'omoplate, les premières côtes et le creux de l'aisselle, ne laissent aucun doute sur les caractères spéciaux des épaules. Leurs positions ne peuvent être bien distinguées qu'en portant le doigt explorateur un peu plus profondément.

Mais si la présence de l'épaule existe sans la sortie du bras, ce qui arrive rarement, on ne peut alors reconnaître au toucher qu'une tumeur peu volumineuse, assez semblable d'abord à celle que pourraient offrir le coude, le genou, la fesse et même la hanche.

Le plus ordinairement la présentation de l'épaule est accompagnée de l'issue du bras, qui se trouve quelquefois tellement abaissé que la main, le poignet et l'avant-bras franchissent la vulve. Cet événement assez fréquent m'a engagé à faire dépeindre, dans les quatre dernières planches de la première livraison, les présentations diagonales des épaules avec la sortie des membres thoraciques, pour habituer les étudiants à mieux en distinguer les positions respectives, en introduisant plus haut le doigt indicateur, et même plusieurs doigts : ils pourront alors découvrir la clavicule, l'omoplate et les côtes : car le bras sorti peut être contourné sur lui-même, et faire confondre les positions entre elles. Ils apprendront aussi que la présence du bras ne peut être un obstacle à la version pédalique, et que loin de le faire rentrer par de vaines tentatives, moins encore de l'arracher ou de l'amputer, il faut au contraire le fixer par l'application d'un lacs sur le poignet; eût-on même la certitude de la mort de l'enfant. A cet égard je crois devoir rapporter l'observation suivante d'un accouchement manuel

Je fus appelé, il y a environ neuf ans, par un de mes confrères pour me rendre, à trois lieues de Rennes, auprès d'une fermière en proie aux plus vives douleurs de l'enfantement, depuis cinq jours. J'y conduisis sept étudiants en médecine ; nous trouvâmes le bras sorti, en quatrième position, (ou présentation du bras gauche dorso-postérieure gauche.) Trois femmes avaient exercé de si fortes tractions sur le bras qu'il paraissait à peine fixé au tronc. Malgré la certitude de la mort de l'enfant déjà tout putréfié, je pris la précaution de placer un lacs sur le poignet pour servir au besoin, et je fis assez promptement la version pédalique, en dirigeant la longueur du tronc fœtal d'arrière en avant, sans l'éloigner de la deuxième curviligne diagonale : j'amenai les talons directement derrière la cavité cotyloïde droite : les pieds furent alors extraits en deuxième position. Je conservai donc le bras dans l'état où je l'avais trouvé avant l'opération ; les muscles étaient déchirés, et la clavicule luxée et séparée du sternum ; la peau seule fixait le bras au tronc. Cette observation prouve que la présence du bras sorti ne s'oppose point à la terminaison de l'accouchement manuel en allant à la recherche des pieds, et que l'amputation des membres thoraciques doit être proscrite.

La version pédalique, indispensable dans le cas de la présentation de l'épaule compliquée de la sortie du bras, ne peut être exécutée sans la réunion de plusieurs conditions préalables : 1.° Lorsqu'il y a peu de temps que le bras est sorti, et que les parties de la mère ne sont ni tuméfiées ni enflammées, il faut de suite procéder à la terminaison de l'accouchement, après avoir bien reconnu la position de l'enfant.

2.° Si le bras est sorti depuis long-temps, ou si quelques praticiens ont exercé sur lui plusieurs tractions imprudentes : enfin si les parties de la femme sont irritées, desséchées et très-enflammées par cette mauvaise manœuvre, on doit craindre que le col utérin fortement resserré sur le bras de l'enfant, ne devienne un obstacle presque insurmontable à la terminaison de l'accouchement. Il ne convient pas alors d'agir ; la saignée, les bains, les fumigations sont les moyens auxquels il faut avoir recours.

3.° Si les parties de la génération étaient simplement tuméfiées, boursoufflées sans inflammation, on peut procéder à l'opération manuelle sans être arrêté par cette circonstance.

4.° Il arrive quelquefois que le bras de l'enfant est engorgé, violet, meurtri, et que l'épiderme se détache ; la gangrène et même le sphacèle partiel peut s'emparer de ce membre, et faire croire que l'enfant est entièrement privé de la vie ; erreur trop souvent commise ! Dans cette fâcheuse circonstance, le praticien habile et adroit se donnera bien garde d'amputer le bras ; il terminera l'accouchement manuel le plus promptement possible, afin de prodiguer à l'enfant les soins urgents que son état exige.

5.° Mais si le bras plus ou moins ecchymosé et sphacelé paraît ne plus tenir au tronc que par un lambeau de téguments, à la suite des tractions violentes exercées sur lui, et s'il est évident que le fœtus est mort, l'accoucheur annoncera les faits qu'il vient d'observer, et fera la version pédalique en conservant le bras dans l'état où il l'a trouvé.

6.° Enfin appelé pour terminer un accouchement difficile dont on ne désignerait point la qualité particulière, si le praticien reconnaît par le toucher la présentation de l'épaule privée du bras qui lui paraît arraché, avant de procéder à la version pédalique, il doit se faire représenter le bras enlevé, afin qu'il ne soit pas accusé de la mutilation de l'enfant.

Avant de procéder à la version pédalique, et pour s'en acquitter avec succès et promptitude, il ne faut pas s'en rapporter à la position du bras sorti, mais à celle de l'épaule, afin d'éviter l'opinion vague et souvent erronée de plusieurs praticiens qui sont alors embarrassés dans le choix de la main d'introduction. Ces positions deviendront invariables, si le dos du fœtus, plus ou moins en rapport avec l'un des quatre segments utérins, sert de guide à l'accoucheur qui a reconnu au toucher la présence de l'épaule compliquée de la sortie du bras. L'exposé de ces quatre positions diagonales qui se trouvent dans la première livraison, est suffisamment détaillé pour les bien connaître. Je vais donc examiner les différentes positions admises par les meilleurs auteurs, et les manœuvres qu'ils enseignent.

BAUDELOCQUE reconnaît quatre positions directes : les deux premières offrent la longueur du corps de l'enfant dirigée suivant le diamètre sacro-pubien. Dans la première, la tête et le côté du cou sont au-dessus des pubis, l'extrémité pelvienne au-devant de la colonne vertébrale, la poitrine regardant la fosse iliaque gauche si l'épaule droite se présente, et la fosse iliaque droite lorsque c'est l'épaule gauche ; dans la deuxième position, la tête et le côté du cou sont également supposés au-dessus de l'angle sacro-vertébral et le côté de la poitrine au-dessus des pubis, de manière que le devant du thorax correspond à la fosse iliaque droite si l'épaule droite se présente, à la fosse iliaque gauche si c'est l'épaule gauche.

La longueur du tronc fœtal est supposée parallèle au diamètre bi-iliaque pour les deux dernières positions directes des épaules ; aussi dans la troisième la tête et le côté du cou de l'enfant doivent reposer sur la fosse iliaque gauche, et l'extrémité pelvienne sur la fosse iliaque droite ; le dos est situé transversalement sous la partie antérieure de la matrice si l'épaule droite se présente, et sous la partie postérieure de ce viscère quand c'est l'épaule gauche. Enfin, dans la quatrième position des épaules, suivant le même auteur, la tête se trouve sur la fosse iliaque droite et le bas du tronc fœtal sur la gauche ; le dos est situé au-devant de la colonne rachidienne si l'épaule droite se présente, et au-dessus des pubis si c'est l'épaule gauche. J'ai prouvé que la construction de la femme et la nature se refusent à l'admission de ces positions directes.

C'est avec raison que BAUDELOCQUE considère la version pédalique comme la seule possible dans ce genre d'accouchement, et qu'il ajoute qu'on serait peu fondé dans tous ces cas à vouloir ramener la tête dans sa situation naturelle.

RÉFLEXION. — Relativement à la manière d'opérer, l'auteur dit que la main droite convient exclusivement quand c'est l'épaule droite qui se présente en première position directe, et la main gauche lorsque c'est l'épaule gauche. Mais en insinuant la main droite le long de la partie postérieure et latérale gauche de la matrice, après avoir écarté l'épaule droite de l'entrée du bassin, il réduit la première position directe à la troisième diagonale de l'épaule et du bras droits, appelée dorso-postérieure droite, et dirige la longueur du tronc fœtal suivant la deuxième curviligne diagonale, la tête venant se placer au-dessus de la cavité cotyloïde droite ; le plan antérieur du tronc correspond alors en avant et à gauche de la matrice. Je pense qu'il eût mieux valu réduire cette première position directe à la deuxième diagonale de l'épaule et du bras droits, en introduisant la main droite préférablement le long de la partie postérieure et latérale droite de l'utérus, parce qu'il eût porté la tête au-dessus de la cavité coty-

loïde gauche, et le plan antérieur du tronc fœtal en arrière et à gauche; cette
position me paraît plus avantageuse pour la terminaison de la version pédalique.

L'auteur commet la même méprise dans la première position directe de l'épaule
gauche, puisqu'il introduit la main gauche en suivant la partie postérieure et latérale
droite de la matrice, vers laquelle il porte l'extrémité pelvienne de l'enfant, et par
conséquent la tête au-dessus de la cavité cotyloïde gauche. Il détermine par cette
réduction la quatrième position diagonale de l'épaule gauche. Je pense également qu'il
conviendrait mieux de réduire cette première position directe à la première position
diagonale de l'épaule gauche, parce que le plan antérieur du tronc fœtal est dirigé
en arrière et à droite.

La deuxième position directe de l'épaule droite doit rendre l'opération manuelle
bien difficile en se servant de la main gauche, suivant l'indication de l'auteur qui
réduit cette position à la première diagonale de l'épaule droite (dorso-antérieure
gauche). Je préférerais opérer avec la main droite pour réduire cette deuxième position directe à la deuxième diagonale de l'épaule droite, suivant le procédé que j'indiquerai, par lequel la flexion naturelle ou la courbure du tronc fœtal se trouve
toujours maintenue, sans nuire à l'existence de l'enfant.

Dans la deuxième position directe de l'épaule gauche, l'auteur se sert de la main
droite pour la réduire à la deuxième position diagonale (la présentation de l'épaule
gauche dorso-antérieure droite). Cette dernière position offre pour inconvénient dans
l'opération manuelle la situation de la tête au-dessus de la symphyse sacro-iliaque
droite. Il vaut mieux se servir de la main gauche pour continuer de ramener peu à
peu la tête vers la cavité cotyloïde droite, et obtenir par cette méthode la première
position diagonale de l'épaule gauche, parce que le dos vient correspondre au segment
utérin-antérieur gauche : on opère alors plus sûrement et plus facilement la version
pédalique.

Baudelocque conseille l'introduction de la main droite dans la troisième position
de l'épaule droite, pour placer au-dessus des pubis le corps de l'enfant qu'il suppose
toujours situé en travers et horizontalement. Mais il va à la recherche des pieds en
dirigeant les doigts vers le côté droit de la mère et sur celui du fœtus ; or, l'élévation de la main portée plus profondément dans la matrice, doit pousser l'extrémité
pelvienne de l'enfant vers le fond de l'utérus, et la ramener plus ou moins dans la
direction perpendiculaire : de plus, lorsque les pieds sont descendus à l'entrée du
vagin, l'auteur prévient qu'il faut tirer presque uniquement sur le pied gauche,
parce que cette troisième position directe a été réduite à la deuxième diagonale de
l'épaule droite par la situation de la tête du fœtus au-dessus de la cavité cotyloïde
gauche, et de l'extrémité pelvienne au-dessus de la symphyse sacro-iliaque droite.
Dans cet état, les pieds sont ramenés à la quatrième position qu'il faut réduire à la
première, en tirant uniquement sur le pied gauche au moyen de la main droite qui
doit être celle d'élection. Tel est le procédé méthodique, fondé sur les faits journa-
liers et les préceptes qui servent de base à la théorie de la version pédalique.

Le même auteur portant la main gauche le long du côté gauche de l'enfant ainsi
que de la partie latérale droite et antérieure de la matrice, dans la troisième position

directe de l'épaule gauche, paraît réduire cette position à 'la troisième diagonale, dorso-postérieure droite de cette région. Mais je pense qu'il est plus convenable de diriger avec la main gauche la tête vers la cavité cotyloïde gauche, l'extrémité pelvienne au-dessus de la symphyse sacro-iliaque droite, et de donner à l'épaule gauche la quatrième position diagonale, dorso-postérieure gauche. La terminaison de l'accouchement devient plus simple et plus méthodique.

La main droite est introduite par l'auteur, qui lui fait suivre la partie antérieure et latérale gauche de la matrice, lorsque l'épaule droite se présente en quatrième position directe, transversale, jusqu'à ce qu'il parvienne aux pieds qu'il extrait en première position. Quand on réfléchit sur la terminaison de cette espèce d'accouchement, on voit que cette quatrième position directe est réduite à la troisième diagonale de l'épaule droite (dorso-postérieure droite), parce qu'il est plus facile de parcourir le plan latéral droit du tronc fœtal en portant la main en arrière et à gauche, où l'extrémité pelvienne se trouve dirigée, tandis que la tête est placée au-dessus de la cavité cotyloïde droite. Mais les pieds sont élevés en raison des efforts faits pour y parvenir ; ils se rapprochent de la ligne perpendiculaire, sont saisis et amenés directement en première position, les talons étant entraînés derrière la cavité cotyloïde gauche. Cette version pédalique ressemble à celle qui est opérée dans la présentation de l'occiput dorso-postérieure droite.

Enfin dans la quatrième position directe et transversale de l'épaule gauche, BAUDELOCQUE dit qu'il faut insinuer la main gauche vers le côté droit de la femme (où néanmoins la tête correspond), pour suivre le côté gauche de l'enfant, la hanche, la cuisse et le pied. Il paraît certain que l'auteur détermine par sa manœuvre la première position diagonale de l'épaule gauche (dorso-antérieure gauche), en portant la tête au-dessus de la cavité cotyloïde droite et l'extrémité pelvienne au-dessus de la symphyse sacro-iliaque gauche, puisqu'il recommande de tirer uniquement sur le second pied qui est le droit ; les pieds sont donc amenés en troisième position qu'il faut réduire à la deuxième, en agissant uniquement sur ce même pied droit. La terminaison de la version pédalique dans la présentation de l'occiput dorso-antérieure gauche est exécutée de la même manière.

M. CAPURON annonce que chacune des faces latérales de l'enfant peut se placer de quatre manières différentes à l'entrée du bassin : dans la première position diagonale, la tête répond à la cavité cotyloïde gauche, et les pieds à la symphyse sacro-iliaque droite ; mais sa face antérieure regarde la fosse iliaque gauche (ou mieux le segment utérin-postérieur gauche), quand c'est l'épaule droite qui se présente ; ce qui constitue la présentation de l'épaule droite et du membre thoracique dorso-antérieure droite. Je prends pour exemple l'épaule avec issue du bras, qui forme la région moyenne du plan latéral du tronc fœtal.

La première position de l'épaule gauche est la présentation de cette région dorso-postérieure gauche. Les quatrièmes figures des troisième et cinquième planches contenues dans la première livraison, dépeignent ces différentes espèces de position.

Dans la deuxième position diagonale, admise par M. CAPURON, la tête est située vers la cavité cotyloïde droite, et les pieds vers la symphyse sacro-iliaque gauche.

La longueur du tronc du fœtus suit le trajet de la deuxième curviligne diagonale, et fait voir la présentation de l'épaule droite dorso-postérieure droite, troisième position diagonale, et la présentation de l'épaule gauche dorso-antérieure gauche, première position diagonale. (V. les 4.ᵉˢ figures des 2.ᵉ et 4.ᵉ planches.) Mais l'opération manuelle ramène l'axe céphalo-coccygien suivant la direction de la première curviligne diagonale.

Sa troisième position diagonale est celle où la tête est sur la symphyse sacroiliaque droite, et les pieds sur la cavité cotyloïde gauche. L'axe céphalo-coccygien du tronc fœtal, recourbé, se trouve dirigé suivant la première curviligne diagonale. Il offre la présentation de l'épaule droite dorso-postérieure gauche (quatrième position diagonale), et la présentation de l'épaule gauche dorso-antérieure droite, qui est la deuxième position. (V. les 5.ᵉˢ figures des 3.ᵉ et 5.ᵉ planches.)

La quatrième position, suivant M. Capuron, est caractérisée par la situation de la tête au-dessus de la symphyse sacro-iliaque gauche, et des pieds au-dessus de la cavité cotyloïde droite. L'axe céphalo-coccygien du corps de l'enfant est parallèle à la deuxième curviligne diagonale, et fait voir 1.º la présentation de l'épaule droite dorso-antérieure gauche, 2.º celle de l'épaule gauche dorso-postérieure droite. (V. les 5.ᵉˢ figures des 2.ᵉ et 4.ᵉ planches.)

Réflexion. — Chacune de ces quatre positions, suivant M. Capuron, nécessite l'emploi de l'une et de l'autre mains, et embarrasse souvent le praticien sur le choix, de l'une d'elles, parce que dans chaque position des épaules droite et gauche, les rapports des quatre plans du tronc fœtal avec les quatre segments utérins sont en sens inverse. En effet, il suffit de prendre pour exemple la première position de l'épaule et du bras droits, suivant l'auteur; le dos de l'enfant répond en avant et à droite, la poitrine et le ventre en arrière et à gauche, le plan latéral gauche en avant et à gauche, le plan latéral droit en arrière et à droite. les présentations de l'occiput, du dos, du thorax dorso-antérieures droites offrent les mêmes rapports des plans du tronc fœtal avec les segments utérins. Il est évident que la main d'élection est la droite. De même la première position de l'épaule et du bras gauches démontre en sens inverse ces rapports des plans du tronc fœtal avec les segments utérins; car le dos se trouve en arrière et à gauche, la poitrine et le ventre en avant et à droite, le plan latéral droit du tronc en avant et à gauche, le plan latéral gauche en arrière et à droite. Ces rapports existent dans les présentations dorso-postérieures gauches de l'occiput, du dos et de la poitrine. On doit opérer, en général, la version pédalique avec la main gauche, qui est celle d'élection, excepté dans quelques modifications particulières qui seront annoncées lorsqu'il sera question du procédé opératoire.

En résumé, cette analogie de rapports doit faire ranger 1.º la deuxième position de l'épaule gauche, suivant M. Capuron, et sa quatrième de l'épaule droite dans la classe des présentations des régions du tronc fœtal dorso-antérieures gauches; 2.º la première position de l'épaule droite, suivant le même auteur, et sa troisième de l'épaule gauche dans la classe des présentations des régions dorso-antérieures droites; 3.º la deuxième position de l'épaule droite, suivant M. Capuron, et sa quatrième de l'épaule gauche dans la classe des présentations des régions du tronc fœtal dorso-postérieures droites ; 4.º enfin la première position de l'épaule gauche, suivant le même auteur, et sa troisième de l'épaule droite dans la classe des présentations des régions du tronc du fœtus et de l'occiput dorso-postérieures gauches. Les explications de cette nouvelle doctrine sont assez détaillées dans la première livraison pour ne plus y revenir.

Dans les quatre positions obliques des côtés de l'enfant reconnues par M. CAPURON, il est impossible que la face antérieure du tronc fœtal regarde directement les fosses iliaques ; elle est toujours dirigée vers l'un des points de terminaison des diamètres obliques qui se trouvent d'une part entre les fosses iliaques et l'angle sacro-vertébral, de l'autre entre ces mêmes fosses et la symphyse pubienne.

Mme BOIVIN n'admet que les quatre positions directes de BAUDELOCQUE dans la présentation des épaules et des bras ; elle les range de la même manière ; savoir : les deux premières suivant le diamètre sacro-pubien, et les deux autres suivant le diamètre bi-iliaque.

A l'article des procédés opératoires, le texte annonce, comme précepte général, (V. page 308), que si les pieds sont à droite du bassin, on se sert de la main droite ; et si les pieds sont à gauche, on se sert de la main gauche. Ce précepte de Mme BOIVIN est en contradiction avec son procédé opératoire, généralement exécuté dans la présentation de l'occiput, lorsque des accidents obligent à faire la version pédalique ; car les planches de son ouvrage dépeignent l'introduction de la main gauche pour aller à la recherche des pieds qui sont à droite du bassin, etc. Ce fait ne s'observe pas seulement dans la présentation du sommet de la tête, ainsi nommé par l'auteur, mais encore dans la quatrième position de l'épaule et du bras droits. Mme BOIVIN introduit la main droite dans la matrice, saisit le genou droit pour aller à la recherche des membres pelviens, situés dans la fosse iliaque gauche. On voit encore dans la figure qui dépeint la quatrième position de l'épaule et du bras gauches, la main gauche de Mme BOIVIN introduite et parvenue aux pieds qui sont également dans la fosse iliaque gauche. L'une et l'autre mains peuvent donc servir à la recherche des membres pelviens de l'enfant placés à gauche du bassin de la mère. Mais pourquoi prétendre dans le texte que la main gauche doit servir exclusivement pour chercher les pieds placés à gauche du bassin? En se rappelant la nouvelle doctrine, développée dans ma première livraison, il est facile de voir que la quatrième position de l'épaule et du bras droits, suivant Mme BOIVIN, n'est point directe ; elle est plutôt diagonale, dorso-postérieure droite, la tête répondant à la cavité cotyloïde droite et les membres pelviens à la symphyse sacro-iliaque gauche. Cette position de l'épaule et du bras droits devient semblable à la troisième de l'occiput ; et lorsque la version pédalique est alors indiquée, la main d'élection est la droite.

Si Mme BOIVIN se sert de la main gauche dans sa quatrième position de l'épaule et du bras gauches, c'est que, la tête étant appuyée sur la cavité cotyloïde droite, et les membres pelviens se trouvant au-dessus de la symphyse sacro-iliaque gauche, le dos répond au segment utérin-antérieur gauche ; les autres plans du tronc fœtal sont aussi en rapport avec les autres segments utérins, comme on l'observe dans la première position diagonale de l'occiput , où la main gauche doit être préférée pour opérer la version pédalique , lorsqu'elle est nécessaire.

En partageant l'opinion des auteurs qui admettent gratuitement pour quatrième position la direction transversale du tronc du fœtus sur le détroit supérieur , la tête placée dans la fosse iliaque droite , il vaut mieux diriger la tête vers la cavité cotyloïde droite , et déterminer la troisième position diagonale de l'épaule et du bras droits , ou la première de l'épaule et du bras gauches. Il résulte de la connaissance parfaite des positions de l'enfant renfermé dans la matrice , que l'élection de la main , si importante pour le succès de la version pédalique , doit être établie sur des préceptes fondamentaux , invariables , qui ne laissent jamais le praticien dans l'incertitude.

On ne peut s'empêcher d'approuver MAYGRIER de n'avoir pas fait mention des deux positions directes suivant le diamètre sacro-pubien , qu'il déclare être plutôt imaginées que reconnues. Mais on ne doit pas admettre son opinion pour les deux autres positions directes suivant le diamètre bi-iliaque , qu'il a seulement adoptées.

MAYGRIER ne distinguant que deux positions , parle d'abord de la première de l'épaule droite où la tête répond à gauche et les pieds à droite , le dos vers les pubis. Il conseille l'introduction de la main droite en supination pour saisir les pieds ensemble ou séparément , et les entraîner dans l'excavation , avec l'attention de diriger les talons derrière la cavité cotyloïde droite , pour terminer en deuxième position des pieds.

RÉFLEXION. — En examinant la 1.re figure de sa 66.e planche , j'établis deux suppositions dans les mouvements imprimés sur le tronc du fœtus pour l'entraîner en deuxième position des pieds : 1.° Il est probable que l'auteur détermine un mouvement de torsion sur la partie inférieure de l'axe céphalo-coccygien du tronc de l'enfant , pour le ramener à la troisième position des pieds , réduite à la deuxième. 2.° Peut-être opère-t-il une forte flexion sur le plan latéral droit pour ranger le dos directement derrière la cavité cotyloïde droite , et obtenir la deuxième position des pieds. Ces deux procédés ne me paraissent praticables qu'au moment de la rupture des membranes et de l'évacuation des eaux amniotiques ; mais ils doivent nuire plus ou moins à l'existence de l'enfant , surtout s'il est volumineux.

A l'examen de cette première position transversale de l'épaule droite , je trouve l'occiput distant d'un huitième de cercle de la cavité cotyloïde gauche , les pieds à la même distance de la symphyse sacro-iliaque droite. En se servant de la main droite , qui est celle d'élection , l'épaule droite et les autres régions latérales sont élevées et dirigées en arrière et à droite , par conséquent le dos vient correspondre au segment utérin-antérieur droit , et nous offre les rapports du tronc fœtal avec les segments utérins , semblables à ceux qui se remarquent dans la deuxième position diagonale de l'occiput. La version pédalique est alors opérée , en faisant suivre à la longueur du corps de l'enfant la deuxième curviligne diagonale , d'avant en arrière. Les talons sont amenés en avant de la symphyse sacro-iliaque gauche , quatrième position des pieds qu'il faut réduire à la première , afin que le plan antérieur du tronc du fœtus soit placé en-dessous et que l'occiput soit entraîné derrière la cavité cotyloïde gauche , ensuite sous l'arcade pubienne.

12

La deuxième position de l'épaule droite offre plus de difficulté à l'auteur dans la manœuvre qu'il exécute, parce que, suivant lui, le plan antérieur du tronc fœtal répond en avant, la tête étant placée dans la fosse iliaque droite et les pieds dans la fosse iliaque gauche.

Réflexion. — Cette difficulté dans la manœuvre est moins le résultat de la situation du plan antérieur du corps de l'enfant au-dessus des pubis de la mère, que de l'introduction de la main gauche en pronation entre ces mêmes pubis et le corps du fœtus ; ce grand inconvénient a déjà été exposé. La deuxième figure de la 66.e planche de Maygrier dépeint plutôt la troisième position diagonale de l'épaule droite (dorso-postérieure droite), la tête se trouvant à peu de distance de la cavité cotyloïde correspondante, et les pieds paraissant déprimés vers la symphyse sacro-iliaque gauche. au lieu de se servir de la main gauche, il vaudrait mieux employer la droite pour faire la version pédalique, et ramener les pieds directement en première position, comme dans la présentation de l'occiput dorso-postérieure droite.

Maygrier appelle première position de l'épaule gauche celle où le corps de l'enfant est en travers, la tête appuyée sur la fosse iliaque gauche, les membres pelviens sur la fosse iliaque droite, et la surface antérieure du fœtus en avant. Il conseille encore l'introduction de la main droite en pronation entre les pubis de la mère et le corps de l'enfant, pour aller à la recherche des pieds à droite et les amener en deuxième position, recommandant de tirer de préférence sur le pied droit, qui est le plus éloigné, afin de favoriser le mouvement de version.

Réflexion. — Abstraction faite de l'inconvénient qui résulte toujours de l'introduction de la main derrière les pubis, il est difficile de concevoir l'abaissement de l'extrémité pelvienne du fœtus, de manière à diriger le dos au-devant de la symphyse sacro-iliaque droite, d'après l'explication de la manœuvre de Maygrier, afin de réduire la troisième position des pieds à la deuxième, en tirant de préférence sur le pied droit. La première figure de sa soixante-septième planche, qui dépeint la première position de l'épaule gauche, suivant lui, peut être facilement convertie en quatrième position diagonale de l'épaule gauche, par le rapprochement de la tête près la cavité cotyloïde gauche et des pieds près la symphyse sacro-iliaque droite ; le dos correspond alors au segment utérin-postérieur gauche. La version pédalique doit être opérée préférablement avec la main gauche, qui ramène les pieds directement en deuxième position, par le procédé indiqué dans le cas de la présentation de l'occiput dorso-postérieure gauche.

Enfin, Maygrier nomme deuxième position de l'épaule gauche, celle où la tête du fœtus est placée dans la fosse iliaque droite, les pieds dans la fosse illiaque gauche, et le dos en avant. Il introduit la main gauche, saisit les membres pelviens et les amène à la première position des pieds ; sans doute, par un mouvement imprimé sur la longueur du tronc fœtal, dont il faut présumer l'élévation de l'extrémité céphalique vers le fond de la matrice, et l'abaissement de l'extrémité pelvienne vers l'axe du détroit abdominal. Mais il faut convenir que ce genre de mouvement qui se passe uniquement sur le plan latéral gauche, parcouru par la main d'introduction, ne pourrait être exécuté qu'à l'instant de l'évacuation des eaux amniotiques, lorsque l'utérus est resté momentanément dans l'inertie par stupeur.

La deuxième figure de la 67.e planche de MAYGRIER dépeint la majeure partie du dos répondant au segment utérin-antérieur gauche, la tête étant peu éloignée de la cavité cotyloïde droite et les pieds voisins de la symphyse sacro-iliaque gauche. L'introduction de la main gauche en supination doit nécessairement déterminer la présentation de l'épaule gauche dorso-antérieure gauche. Il est donc plus simple d'opérer la version pédalique comme dans le cas de la position occipito-cotyloïdienne gauche, et de ramener les pieds à la troisième position qu'il faut réduire à la deuxième.

Ces quatre auteurs laissent l'entière conviction que, si l'ordre numérique pour indiquer les positions est arbitraire, et par conséquent sans principe fondamental, on tombe dans une telle confusion que les élèves ne peuvent s'entendre entre eux, lorsqu'ils n'ont pas étudié le même ouvrage. Ainsi, ne sortant point des positions du tronc fœtal, j'ai déjà fait observer que la tête se trouve en avant dans la première, suivant BAUDELOCQUE et Mme BOIVIN, en avant et à gauche, selon M. CAPURON, et directement à gauche, d'après MAYGRIER.

M. VELPEAU pense pouvoir ranger toutes les présentations de l'épaule sous le titre de céphalo-pubienne ou antérieure, céphalo-vertébrale ou postérieure, et céphalo-iliaques gauche et droite. Cette classification me paraît absolument conforme à celle de BAUDELOCQUE et de Mme BOIVIN.

Néanmoins, l'auteur ne considère plus que les deux positions transversales qu'il appelle céphalo-iliaque gauche et céphalo-iliaque droite. La présentation de l'épaule gauche est d'abord envisagée suivant ces deux positions, commençant par la céphalo-iliaque gauche, où la tête, placée à gauche, est supposée arrêtée au-dessus 1.º du trou sous-pubien, 2.º de la symphyse sacro-iliaque, 3.º de la fosse iliaque elle-même.

Il dit qu'en se rapportant aux variétés correspondantes des positions du sommet, ces différentes nuances doivent être manœuvrées comme dans la position occipito-iliaque gauche; seulement au lieu de la tête, c'est l'épaule qu'on repousse, et au lieu de placer le pouce et les doigts sur les tempes, c'est sur le dos et le devant de la poitrine qu'on les applique. En réalité, la version ne diffère ici de celle du vertex qu'en ce que la tête est déjà relevée, et que le premier temps de l'opération se trouve naturellement effectué.

RÉFLEXION. — En recommandant de porter la main gauche en demi-supination, en supination, ou bien en pronation plus ou moins complette, suivant que le vertex est plus ou moins rapproché de la symphyse pubienne ou de l'angle sacro-vertébral, l'auteur laisse toujours les élèves et les praticiens dans l'incertitude pour suivre les différentes précautions convenables à la bonne exécution du procédé opératoire.

Relativement à la position céphalo-iliaque droite de l'épaule gauche, M. VELPEAU annonce que la manœuvre est en général beaucoup plus difficile dans cette position que dans la précédente; car il dit qu'on ne peut guère la terminer, à moins d'en faire auparavant une position céphalo-iliaque gauche, ou bien de la transformer en position du côté droit. Or, dans l'un de ces cas comme dans l'autre, on est forcé d'imprimer au fœtus des mouvements tellement étendus, que, pour peu qu'il soit comprimé dans la matrice, sa vie se trouve fort souvent exposée aux plus grands dangers. Il ajoute, c'est certainement ici qu'il conviendrait de ramener la tête à l'orifice pour appliquer ensuite le forceps plutôt que de faire la version par les pieds.

RÉFLEXION. — M. VELPEAU considère les rapports de chaque épaule, l'une après l'autre, avec la moitié latérale gauche, et la moitié latérale droite de tous les points de la circonférence du détroit abdominal. Quoique cette idée soit ingénieuse, je ne peux m'empêcher de témoigner ma surprise en le voyant juger la manœuvre beaucoup plus difficile dans la position de l'épaule gauche céphalo-iliaque droite que dans la céphalo-iliaque gauche. D'abord il faut bien se rappeler que la direction du tronc du fœtus ne peut être horizontale, puisque l'enfant est toujours obligé de se courber plus ou moins dans la cavité du globe utérin. Les procédés opératoires conseillés par l'auteur pour réduire la présentation de l'épaule gauche céphalo-iliaque droite à la céphalo-iliaque gauche, sont nuisibles à la vie du fœtus, dangereux pour la mère, très-pénibles pour l'accoucheur, et sans but avantageux. Au contraire, l'observation prouve journellement que le plan dorsal du tronc fœtal situé en avant, rend plus facile la version pédalique. Or, l'épaule gauche se présentant à l'orifice utérin, quand la tête regarde la fosse iliaque droite, les pieds la fosse iliaque gauche, le dos doit correspondre en avant au-dessus des pubis ; tandis que si l'épaule gauche se trouve à l'orifice de l'utérus, la tête à gauche, les pieds à droite, le dos est dirigé en arrière. Il est généralement reconnu par les accoucheurs que cette position, encore appelée dorso-vertébrale, offre beaucoup plus de difficulté dans la manœuvre.

Cependant toutes ces difficultés seront aplanies en considérant la direction transversale du corps de l'enfant dans un état moyen entre les quatre positions diagonales, vers lesquelles le praticien doit entraîner la longueur de l'ovoïde fœtal, lorsqu'il opère la version pédalique.

Actuellement j'examine la présentation de l'épaule gauche céphalo-iliaque gauche ; si la tête est poussée en avant au-dessus de la cavité cotyloïde gauche, les pieds seront portés au-dessus de la symphyse sacro-iliaque droite, le dos qui était directement en arrière, viendra se ranger au-devant du segment utérin-postérieur gauche, et déterminera la présentation de l'épaule gauche dorso-postérieure gauche, (4.ᵉ position diagonale.) Dans le cas où la tête est inclinée en arrière, vers la symphyse sacro-iliaque gauche, et les pieds vers la cavité cotyloïde droite, le dos est dirigé au-devant du segment utérin-postérieur droit, position qu'il faut réduire à la quatrième diagonale. De même la présentation de l'épaule gauche céphalo-iliaque droite peut être ramenée à celle que je nomme dorso-antérieure gauche, (1.ʳᵉ position diagonale), où la tête est poussée au-dessus de la cavité cotyloïde droite, et les pieds au-dessus de la symphyse sacro-iliaque gauche ; alors le dos correspond au segment utérin-antérieur gauche. Enfin la présentation de l'épaule gauche céphalo-iliaque droite peut être également ramenée à la deuxième position diagonale de cette même région, en dirigeant la tête vers la symphyse sacro-iliaque droite, les pieds vers la cavité cotyloïde gauche, et le dos derrière le segment utérin-antérieur droit. Il est facile de réduire cette deuxième position diagonale à la première, pour faciliter la version pédalique avec la main gauche, de la même manière que si l'occiput répondait à la cavité cotyloïde gauche. Ces réductions des deux positions transversales de l'épaule gauche aux quatre diagonales , exigent un mouvement de peu d'étendue , d'un huitième ou tout au plus d'un quart de cercle , assimilent les présentations de l'épaule gauche à celles de l'occiput , et procurent la terminaison prompte de l'accouchement.

La présentation de l'épaule droite céphalo-iliaque gauche est dorso-pubienne. Elle est l'intermédiaire entre la première diagonale, dorso-antérieure gauche, et la deuxième diagonale. La main d'élection qui est la droite, doit réduire la position transversale de l'épaule droite à la deuxième diagonale, dorso-antérieure droite, en faisant exécuter à la longueur du tronc fœtal un huitième de cercle, pour ramener la tête au-dessus de la cavité cotyloïde gauche ; en effet, les points de terminaison du diamètre bi-iliaque se trouvant au milieu de la distance qui règne entre les deux diamètres obliques, le chemin qu'on fait parcourir à la tête n'est que d'un huitième de cercle pour arriver à la cavité cotyloïde.

Il en est de même de la présentation de l'épaule droite céphalo-iliaque droite, qui est dorso-vertébrale ; elle est aussi l'intermédiaire entre la quatrième position diagonale dorso-postérieure gauche et la troisième dorso-postérieure droite. L'accoucheur se sert de la main droite pour réduire la position transversale de l'épaule droite à la dorso-postérieure droite ; il pousse donc la tête au-dessus de la cavité cotyloïde droite, en lui faisant exécuter un huitième de cercle , et détermine de cette manière une troisième position diagonale de l'épaule droite, qui nécessite préférablement l'emploi de la main droite pour opérer la version pédalique.

La présentation de l'épaule droite dorso-postérieure gauche, offrant les rapports des quatre plans du tronc fœtal avec les quatre segments utérins, semblables à ceux qui existent dans la quatrième position de l'occiput, mais participant de la troisième position diagonale par la direction de ce même tronc suivant la première curviligne (la tête étant placée au-dessus de la symphyse sacro-iliaque droite), il est nécessaire de déterminer positivement cette troisième position pour faciliter l'opération manuelle. Ce fait s'observe toutes les fois que la tête répond à l'une des symphyses sacro-iliaques, lorsque l'une des épaules se présente à l'orifice utérin. On remarque toujours que les pieds sont dirigés à gauche du bassin de la femme dans les deuxième et troisième positions diagonales de l'occiput ; la main droite d'introduction va les chercher à gauche. Egalement pour les première et quatrième positions diagonales de cette région de la tête, la main gauche d'élection est portée à droite où elle trouve les pieds qu'elle saisit. A cet égard les auteurs s'entendent en général pour faire la version pédalique dans la présentation de l'occiput. Mais pourquoi s'être écarté de ce principe ?

Cependant l'extrémité pelvienne de l'enfant est inclinée à gauche dans la première position diagonale de l'épaule gauche , à droite dans celle de l'épaule droite qu'il faut réduire à la deuxième. L'extrémité pelvienne est encore penchée à droite dans la deuxième position diagonale de l'épaule droite , à gauche dans celle de l'épaule gauche qui doit être réduite à la première. Alors la main gauche va saisir les pieds qui sont à gauche du bassin de la femme, et la main droite est portée vers le côté droit, parce que dans ces quatre positions le dos répond en avant.

Mais les pieds se trouvent à gauche dans la troisième position diagonale de l'épaule droite; ils sont à droite dans celle de l'épaule gauche, qu'il faut **réduire** à la quatrième. Ils sont placés à droite dans la quatrième position diagonale de l'épaule gauche; enfin ils se trouvent à gauche dans celle de l'épaule droite, qui doit être réduite à la troisième. Ces quatre autres espèces de positions des épaules font voir le rapport du dos avec l'un des deux segments utérins-postérieurs, et requièrent l'introduction de la main gauche à droite du bassin de la mère, et de la main droite vers le côté gauche.

C'est donc sans restriction et contre l'évidence que Mme BOIVIN, MAYGRIER, etc., ont adopté le précepte général de se servir de la main droite lorsque les pieds de l'enfant sont à droite du bassin de la mère, et de la main gauche lorsqu'ils sont à gauche. Ce précepte ne peut être général, et convient seulement dans les quatre présentations des épaules où le dos du fœtus répond à l'un des deux segments utérins-antérieurs. Ainsi toutes difficultés cessent; le praticien n'est plus embarrassé dans le choix de la main d'introduction, ni dans la manière de procéder.

Je viens de démontrer que la troisième position diagonale de l'épaule gauche doit être réduite à la quatrième, la deuxième diagonale de cette même épaule à la première. On opère également de la main droite la réduction de la première diagonale de l'épaule droite à la deuxième, et de la quatrième diagonale de cette même épaule à la troisième. Par cette opération manuelle, l'accoucheur fait exécuter à l'enfant, toujours dans le sens de sa flexion naturelle, des mouvements de très-petite étendue convenables à sa version et à son extraction promptes et heureuses.

M. J. HATIN parle d'abord de la présentation de la région latérale droite du fœtus, qu'il distingue en deux positions diagonales; la première est celle où l'extrémité céphalique se trouve au-dessus de la cavité cotyloïde gauche, le dos en avant et à droite; elle constitue la présentation de cette région dorso-antérieure droite (deuxième position diagonale).

L'auteur choisit la main gauche, qui, appliquée en supination sur le côté dirigé en bas, fait pivoter le fœtus sur son axe longitudinal, de manière à ramener en arrière le côté gauche qui est en dessus; il reporte la main sur ce dernier et le parcourt jusqu'aux pieds qu'il dégage en les entraînant en deuxième position.

RÉFLEXION. — Cette torsion exercée sur l'axe céphalo-coccygien du tronc, détermine la présentation de la partie antérieure de la poitrine, et compromet la vie de l'enfant en occasionnant les accidents les plus graves, démontrés dans l'ouvrage de M. VELPEAU.

La deuxième diagonale de la région latérale droite du fœtus diffère de la précédente par la situation de l'extrémité céphalique au-dessus de la cavité cotyloïde droite; ce qui caractérise la présentation de cette région dorso-postérieure droite (3.e position diagonale), pour laquelle l'auteur a fait choix de la main droite, qui convient dans cette troisième position.

Je passe sous silence les deux positions directes admises par M. HATIN, qui désigne la première en plaçant la tête au-dessus des pubis et le siège au-dessus de l'angle sacro-vertébral ; la deuxième est en sens inverse.

M. HATIN considère aussi à la présentation de la région latérale gauche du fœtus deux positions diagonales ; la première est remarquable par la situation de l'extrémité céphalique au-dessus de la cavité cotyloïde gauche , le dos en arrière et à gauche (4.e position diagonale). Il se sert de la main gauche , qui est celle d'élection pour faire la version pédalique , et termine en deuxième position des pieds ; à la vérité cette terminaison est opérée directement.

La deuxième diagonale de la présentation de la région latérale gauche du fœtus est caractérisée par le rapport de l'extrémité céphalique avec la cavité cotyloïde droite , le dos est dirigé en avant et à gauche (1.re position diagonale). L'auteur conseille l'introduction de la main droite , puisque les pieds sont à gauche ; il l'applique en supination sur le côté qui est en bas , fait tourner le fœtus sur son axe céphalo-coccygien , de manière à ramener en arrière le côté droit qui est en dessus. Il reporte alors toute la main sur ce côté , le parcourt jusqu'aux pieds qu'il dégage pour terminer en première position.

Cette manœuvre expose l'enfant aux plus grands dangers , parce qu'elle détermine une violente torsion sur son axe céphalo-coccygien ; le traité d'accouchement de M. VELPEAU ne laisse aucun doute à cet égard. D'ailleurs, il est facile de se convaincre. en examinant avec attention la deuxième diagonale de la région latérale gauche du fœtus , suivant M. HATIN , que les rapports des quatre plans du corps de l'enfant avec les quatre segments utérins sont semblables à ceux qui se remarquent dans la première position diagonale de l'occiput, du dos et des régions antérieures du tronc fœtal. Par conséquent, la main d'élection doit être la gauche qui éloigne du détroit abdominal la région abaissée , redresse le corps de l'enfant et tend à lui donner une direction approximative de celle de la première curviligne diagonale , parallèle à la longueur du tronc du fœtus dans la présentation de l'occiput dorso-antérieure gauche. En pratiquant la version pédalique suivant le procédé opératoire que je vais indiquer , les talons sont amenés au devant de la symphyse sacro-iliaque droite , et la troisième position des pieds est réduite à la deuxième.

VERSION PÈDALIQUE

DANS LA PRÉSENTATION DE L'ÉPAULE ET DU BRAS GAUCHES DORSO-ANTÉRIEURE GAUCHE.

(PREMIÈRE POSITION DIAGONALE.)

L'arrachement, l'amputation et le refoulement du bras sorti , précédant l'épaule , doivent être désormais proscrits de notre art, parce que la présence de ce membre n'est point un obstacle insurmontable pour faire la version pédalique. Nombre de fois j'ai porté la main dans la matrice sans trop de difficulté pour aller à la recherche des pieds, avec la précaution de fixer un lacs sur le bras sorti, afin qu'il ne remontât point, et qu'au temps convenable de l'opération manuelle il fût étendu le long du tronc ; on évite ainsi qu'il ne se place en sautoir sur la nuque, et qu'il ne retarde la terminaison de l'accouchement.

La présentation de l'épaule et du bras gauches dorso-antérieure gauche, bien reconnue par tous les signes caractéristiques exposés ci-dessus, l'accoucheur fixe d'abord le lacs sur le poignet gauche (en observant le procédé qui a été employé pour fixer le premier pied extrait), introduit la main gauche en supination, place le pouce sur l'épaule gauche, étend les quatre derniers doigts le long du plan latéral correspondant, redresse le tronc fœtal, dont la longueur est mise en rapport avec la première curviligne diagonale, et l'éloigne un peu du détroit abdominal. (V. la 1.re fig. de la 16.e pl.)

Lorsqu'il est parvenu vers le fond de la matrice, il met la main en demi-pronation, saisit les membres pelviens fléchis, place le pouce sur le côté externe du pli du jarret droit, et les quatre derniers doigts sur la face plantaire des pieds, dont la flexion est augmentée par la pression que ces mêmes doigts exercent sur eux. La main se trouve alors entre le segment utérin-postérieur droit et le plan antérieur du tronc fœtal, qui se rapproche de la direction perpendiculaire. L'extrémité pelvienne est plus voisine du fond de l'utérus, et le dos vient correspondre plus parfaitement au segment utérin-antérieur gauche. La main droite de l'accoucheur, étendue extérieurement sur le ventre de la femme, déprime le fond de la matrice en avant et à droite, et facilite l'action de la main d'introduction. (V. la 2.e figure de la 16.e planche.)

Si les pieds ne peuvent être entraînés simultanément dans le vagin, il faut les dégager l'un après l'autre, saisir d'abord la jambe et le pied gauches, en appuyant le pouce sur la partie externe et supérieure de la jambe droite, près le genou, tandis que le doigt indicateur, recourbé, est placé sur le talon gauche et les autres doigts sur la longueur de la jambe correspondante, pour l'abaisser en-dedans et la faire glisser devant la jambe droite fortement fléchie, jusqu'à ce qu'elle soit allongée et entraînée à la vulve. (V. la 3.e figure de la 16.e planche.)

On place aussitôt un lacs sur l'articulation tibio-tarsienne du membre pelvien extrait, le long duquel la main gauche est introduite de nouveau pour aller à la recherche du membre pelvien droit, qu'il faut saisir et dégager suivant la méthode enseignée dans la deuxième figure de la septième planche (2.e livraison). Les talons viennent correspondre à la symphyse sacro-iliaque droite, et les pieds sont amenés à la troisième position, qu'il faut réduire à la deuxième. (V. les 1.re et 3.e figures de la 7.e planche)

Après cette réduction de la troisième à la deuxième position des pieds, les tractions exercées sur les membres pelviens abaissent le siège qui franchit le détroit périnéal. Le bras sur lequel le lacs est fixé, rentre dans la cavité de la matrice. Il faut avoir la précaution de tirer sur ce lacs, pour maintenir le bras allongé et l'extraire avec le tronc. Lorsque les épaules se présentent à la vulve, le bras droit, resté seul, s'est élevé sur le côté de la tête et vient se placer sous la symphyse pubienne, d'où il est dégagé en suivant le procédé dépeint dans la première figure de la neuvième planche

(2.ᵉ livraison). Au reste, la terminaison de l'accouchement est opérée suivant l'indication.

VERSION PÉDALIQUE

DANS LA PRÉSENTATION DE L'ÉPAULE ET DU BRAS DROITS, DORSO-ANTÉRIEURE GAUCHE.

(PREMIÈRE POSITION DIAGONALE.)

Dans le cas de la présentation de l'épaule et du bras droits , dorso-antérieure
gauche , la tête est appuyée au-dessus de la symphyse sacro-iliaque gauche. Ce
genre de position nuit à l'exécution de la manœuvre en se servant de la main gauche ,
qui doit être poussée devant la poitrine de l'enfant, pour parcourir le plan latéral
gauche de son corps, situé en dessus. Il me paraît plus simple d'agir suivant la
longueur du tronc fœtal pour réduire cette première position de l'épaule et du bras
droits à la deuxième. A cet effet, l'accoucheur fixe le lacs sur le poignet droit; au lieu
de la main gauche , il introduit la droite en supination dans la cavité utérine, le long
de la partie postérieure du bras droit ; il place le pouce sur la partie supérieure
de l'épaule droite, les quatre derniers doigts sur le devant du thorax. Il soulève ainsi
le tronc fœtal pour déplacer plus facilement le cou et la tête. (V. la 1.ʳᵉ figure de
la 17.ᵉ planche.)

Ce déplacement ainsi opéré , il étend les quatre doigts sur la partie postérieure et
latérale droite de la poitrine , et le pouce sur le devant de l'épaule droite ; tandis
que sa main gauche , appuyée sur le ventre , relève le fond de l'utérus qu'elle incline
en arrière et à droite , afin de diriger l'extrémité pelvienne devant le segment utérin-
postérieur droit , et de porter la tête au-dessus de la cavité cotyloïde gauche. (V. la
2.ᵉ figure de la 17.ᵉ planche.)

Le mouvement de rotation exécuté avec la main qui s'est tournée un peu en
pronation, n'agit que dans le sens de la longueur du tronc fœtal , et tend à
augmenter sa flexion naturelle ; par ce procédé opératoire, le glissement du corps
de l'enfant plus recourbé est effectué , sans nuire à sa vie , ni exciter les contractions
utérines avec autant de force que le mouvement de torsion exercé sur l'axe céphalo-
coccygien. On réduit la première position diagonale de l'épaule et du bras droits à
la deuxième. Alors les quatre doigts parcourent le trajet du plan latéral droit du
tronc fœtal , le pouce correspond au plan antérieur et rencontre bientôt les genoux,
vers lesquels la face palmaire de la main droite , introduite plus profondément et
mise en demi-pronation , doit être dirigée. Les jambes sont aussitôt embrassées par

les doigts qui pénètrent jusqu'aux pieds pour les saisir de la manière suivante : Le pouce est placé sur la malléole externe du pied gauche , le doigt indicateur entre les deux pieds , dont l'entre-croisement est ainsi évité , et les trois derniers doigts sur la face plantaire du pied droit , incliné en arrière et à droite. En examinant les rapports de la main d'introduction avec l'enfant et la matrice , on voit qu'il se trouve entre le plan antérieur du tronc fœtal et le segment utérin-postérieur gauche. (V. la 3.ᵉ figure de la 17.ᵉ planche.) Les pieds ainsi maintenus , sont entraînés devant la symphyse sacro-iliaque gauche en quatrième position qu'il faut réduire à la première. La terminaison de l'accouchement est opérée , comme il est enseigné dans la deuxième livraison.

Mais lorsque les eaux amniotiques sont écoulées depuis long-temps , et que l'enfant est tellement resserré par la cavité utérine , dans la présentation de l'épaule et du bras droits dorso-antérieure gauche , qu'il est impossible de faire exécuter ce mouvement de rotation au tronc du fœtus , la main gauche d'élection doit être introduite en supination le long du bras droit jusqu'au-devant de la poitrine. L'accoucheur éloigne d'abord du détroit abdominal la région qui se présente , afin de rapprocher l'extrémité pelvienne du fond de la matrice , et de donner au corps de l'enfant une direction un peu perpendiculaire ; le dos vient correspondre davantage au segment utérin-antérieur gauche. Pour opérer ce mouvement , il appuie le pouce sur le côté droit de la poitrine près le creux de l'aisselle , et les quatre autres doigts au-dessous et au-devant du thorax , qu'il élève en avant et à gauche. Ce mouvement est favorisé au moyen de la main droite , placée extérieurement sur le ventre de la mère , pour incliner , autant qu'il est possible , le fond du globe utérin en haut , en arrière et à gauche. (V. la 1.ʳᵉ figure de la 18.ᵉ planche.)

La poitrine éloignée du détroit abdominal, et l'extrémité pelvienne du fœtus rapprochée de la ligne médiane du corps de la mère , l'accoucheur pénètre plus profondément , courbe le poignet de sa main d'introduction pour en placer la totalité, (toujours en supination), devant la poitrine , qu'il porte de plus en plus en avant et à gauche , jusqu'à ce que les quatre derniers doigts soient parvenus sur le côté gauche de l'enfant. (V. la 2.ᵉ figure de la 18.ᵉ planche.)

Le pouce rencontre bientôt le genou gauche , vers lequel l'accoucheur porte la main en pronation pour l'appliquer sur la partie antérieure des jambes , le pouce sur le devant de la jambe droite , le doigt indicateur entre les pieds et les trois autres doigts sur la jambe gauche. (V. la 3.ᵉ figure de la 18.ᵉ planche.) La face sus-palmaire vient correspondre au segment utérin-postérieur droit. Il saisit ainsi les pieds qu'il abaisse devant la symphyse sacro-iliaque droite , et les amène à la troisième position qu'il réduit à la deuxième , en suivant le procédé indiqué dans la deuxième livraison.

Il faut convenir que ce dernier genre d'opération manuelle offre beaucoup de difficulté dans l'exécution , et qu'il vaut mieux faire tous ses efforts pour obtenir l'avantage du mouvement de rotation conseillé précédemment.

VERSION PÉDALIQUE

DANS LA PRÉSENTATION DE L'ÉPAULE ET DU BRAS GAUCHES,
DORSO-POSTÉRIEURE GAUCHE.

(QUATRIÈME POSITION DIAGONALE.)

Si l'épaule et le bras gauches se présentent en quatrième position diagonale, l'accoucheur introduit préférablement la main gauche presqu'en supination, le pouce sur le devant de la poitrine, au-dessus du bras sorti, les quatre derniers doigts étendus sur le dos. L'introduction de la main éloigne toujours plus ou moins du détroit abdominal la région de l'enfant qui s'y trouve fixée. (V. la 1.re figure de la 19.e planche.)

L'accoucheur a bientôt atteint le genou gauche ; il met sa main en pronation, l'applique sur les membres pelviens, le pouce sur le bas de la jambe droite, le doigt indicateur entre les pieds et les trois autres doigts sur la jambe gauche, située en arrière et à droite. (V. la 2.e figure de la 19.e planche.) Il saisit de cette manière les pieds, les abaisse directement derrière la cavité cotyloïde droite, et les extrait en deuxième position, pour terminer l'accouchement suivant l'indication prescrite à l'article de la présentation de l'occiput dorso-postérieure gauche.

VERSION PÉDALIQUE

DANS LA PRÉSENTATION DE L'ÉPAULE ET DU BRAS DROITS,
DORSO-POSTÉRIEURE GAUCHE.

(QUATRIÈME POSITION DIAGONALE.)

La situation de l'extrémité céphalique du fœtus, au-dessus de la symphyse sacro-iliaque droite, et celle de son extrémité pelvienne et de la partie inférieure du plan latéral droit de son tronc, derrière le segment utérin-antérieur gauche, caractérisent la présentation de l'épaule et du bras droits dorso-postérieure gauche.

La quatrième position diagonale de l'épaule droite, compliquée de l'issue du bras, doit être nécessairement réduite à la troisième, en introduisant la main droite en pronation le long de la partie postérieure du membre jusqu'à l'épaule, que l'accoucheur saisit avec le pouce étendu vers le devant du thorax, et les quatre autres doigts écartés sur le dos, le cou et la tête dont la flexion se trouve augmentée. Il profite de l'absence d'une douleur pour soulever peu à peu l'épaule, et l'éloigner de l'axe du détroit abdominal. (V. la 3.ᵉ figure de la 19.ᵉ planche.)

Aussitôt l'élévation de l'épaule effectuée, il applique la main gauche sur le ventre de la femme, pousse en haut, en arrière et à droite le fond de l'utérus. En même temps, il met progressivement la main d'introduction dans la plus parfaite supination, en faisant tourner de gauche à droite la poitrine, le cou et la tête, jusqu'à ce que le dos vienne correspondre au segment utérin-postérieur droit, et que la longueur du tronc fœtal se rapproche du parallélisme avec la première curviligne diagonale. (V. la 1.ʳᵉ figure de la 20.ᵉ planche.)

L'accoucheur rencontre avec son pouce le genou droit dont il n'est pas éloigné, comme on le remarque dans la 1.ʳᵉ figure de la 20.ᵉ planche ; il introduit alors plus profondément la main qu'il ramène en pronation pour la porter au-devant des jambes fléchies sur les cuisses, et des pieds qu'il saisit, en mettant le pouce sur la malléole externe du pied gauche, le doigt indicateur allongé sur le côté interne de ce pied, et les trois derniers doigts sur la jambe et le pied droits. (V. la 2.ᵉ figure de la 20.ᵉ planche.)

En abaissant les pieds le long du segment utérin-antérieur gauche, il allonge les jambes, mais les cuisses restent toujours fléchies sur le plan antérieur du tronc fœtal. Les talons entre lesquels le doigt indicateur est placé, sont alors entraînés derrière la cavité cotyloïde gauche, pour terminer l'accouchement en première position des pieds, par le procédé opératoire, indiqué dans la présentation de l'occiput dorso-postérieure droite. (3.ᵉ position diagonale.) (V. la 3.ᵉ figure de la 20.ᵉ planche.)

VERSION PÉDALIQUE

DANS LES PRÉSENTATIONS DES ÉPAULES, DES BRAS GAUCHES ET DROITS, DORSO-ANTÉRIEURES ET DORSO-POSTÉRIEURES DROITES.

(DEUXIÈME ET TROISIÈME POSITIONS DIAGONALES.)

Les quinze figures examinées entre l'œil et la lumière sur le revers des 16.ᵉ, 17.ᵉ, 18.ᵉ, 19.ᵉ et 20.ᵉ planches, ou présentées devant un miroir, dépeignent les divers mouvements qu'il convient d'exercer sur l'enfant dans le cas des présentations des épaules et des bras gauches et droits, tant dorso-antérieures que dorso-postérieures droites. On voit distinctement les procédés opératoires, exécutés avec la main droite, semblables à ceux que la main gauche d'élection a opérés dans les présentations des épaules et des bras, tant dorso-antérieures que dorso-postérieures gauches. L'exécution de l'opération manuelle est aussi simple et aussi facile avec la main droite, et n'est pas différente, comme on peut s'en convaincre, lorsque les deuxième et troisième positions diagonales des épaules et des bras se- manifestent. En conséquence, une nouvelle description deviendrait superflue et fastidieuse.

Je me contenterai de faire le résumé suivant : 1.º La main gauche doit aller à la recherche des pieds qui se trouvent à gauche du bassin de la mère dans la présentation de l'épaule et du bras gauches dorso-antérieure gauche ; la main droite ira saisir également les pieds qui sont à droite dans la présentation de l'épaule et du bras droits dorso-antérieure droite. Mais au contraire la main gauche doit être préférablement employée pour aller à la recherche des pieds du fœtus situés à droite du bassin de la mère dans la présentation de l'épaule et du bras gauches dorso-postérieure gauche ; de même aussi la main droite doit saisir les pieds à gauche de la femme dans la présentation de l'épaule et du bras droits dorso-postérieure droite.

2.º La version pédalique n'offre point cette différence dans les présentations de l'occiput ; car la main gauche d'élection est toujours introduite à droite du bassin de la femme pour aller prendre les pieds de l'enfant, et la main droite est portée à gauche.

3.º La main d'introduction doit parcourir le trajet qui existe entre le plan latéral du tronc, dirigé en arrière, et l'un des deux segments utérins-postérieurs, afin que le corps de l'enfant se trouve compris entre cette main et l'autre main de l'opérateur appliquée extérieurement sur le ventre de la mère.

4.º La version pédalique doit s'effectuer en recourbant le tronc fœtal sur son plan antérieur, suivant sa flexion naturelle.

5.º L'axe céphalo-coccygien et le diamètre occipito-mentonnier doivent être toujours maintenus parallèles avec la direction des axes des détroits du bassin ; les plus grands diamètres du corps et de la tête de l'enfant doivent aussi être mis en rapport avec les plus grands diamètres de ces mêmes détroits.

6.º Les pieds saisis et amenés en troisième position diagonale dans les présentations des régions du tronc fœtal dorso-antérieures gauches, doivent être constamment entraînés en deuxième position ; s'ils sont amenés en quatrième position diagonale dans les présentations des régions du corps de l'enfant dorso-antérieures droites, il faut les réduire à la première position.

Je termine ici la quatrième livraison relative aux explications qui émanent des principes annoncés dans la première ; mais il me reste à parler de l'opération manuelle qui convient aux présentations des hanches, de la région lombaire, etc. Celles-ci, voisines de l'extrémité pelvienne, exigent une méthode particulière, différente de celle que je viens de développer. La description de ce nouveau genre d'opération manuelle formera la cinquième livraison, et sera suivie de quelques réflexions qui concernent la présentation de la face, la déviation de la tête et l'existence des jumeaux renfermés dans la cavité utérine.

[illegible] positions disposées des épaules et des bras se manifestent, une nouvelle [illegible] descendait supérieure à désigner [illegible] de faire le retour aisément à [illegible]. La main gauche doit aller à [illegible] qui se trouvent à gauche du [illegible] de la tête dans la partie et les bras gauches dorso-antérieure gauche; la main droite aussi les pieds qui sont à droite dans la présentation de l'épaule et plusieurs [illegible] droite. [illegible] la main gauche doit être [illegible] aller à la [illegible] pieds ou ferma [illegible] à droite [illegible] dans la présentation de l'épaule et du bras gauche à oppo- [illegible] aussi la main droite doit saisir les pieds à gauche de la [illegible] de l'épaule [illegible] les droits du [illegible] choix [illegible] applique n'offre point [illegible] dans les présentations de main gauche [illegible] à côté [illegible] bassin [illegible] prendre la place de l'autre [illegible].

[illegible]

VERSION PÉDAGOGIE

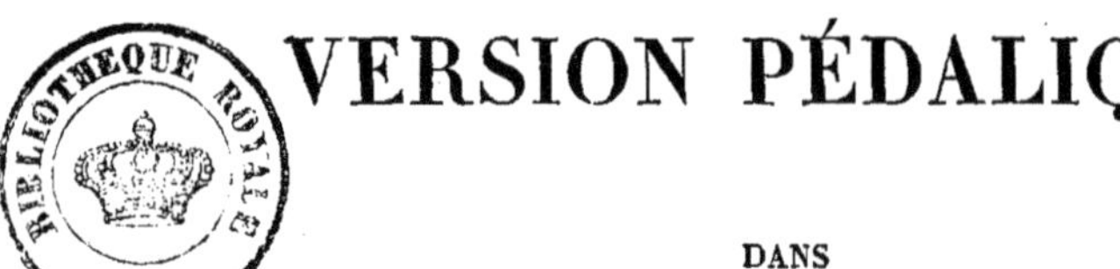

VERSION PÉDALIQUE

DANS

LES PRÉSENTATIONS DES RÉGIONS INFÉRIEURES
DU TRONC FŒTAL.

La plupart des auteurs, tant anciens que modernes, reconnaissent les positions diagonales des pieds, lorsqu'ils se présentent au détroit abdominal. A la vérité, le plan postérieur du tronc du fœtus répond à l'un des quatre segments utérins diagonaux vers lequel les talons et les lombes sont dirigés ; mais les plans latéraux conservent des rapports avec ces mêmes segments en sens inverse de ceux qui existent dans les présentations de la tête et des régions supérieures du tronc fœtal. Ce fait se prouve en prenant seulement pour exemple la première position diagonale des pieds, (calcanéo-cotyloïdienne gauche) ; le dos est en avant et à gauche, la poitrine et le ventre se trouvent en arrière et à droite, le plan latéral gauche du tronc du fœtus est placé derrière le segment utérin-antérieur droit, tandis qu'il regarde le segment utérin-postérieur gauche dans la première position diagonale des régions supérieures des plans du tronc et de l'extrémité céphalique de l'enfant.

Les présentations des régions inférieures du tronc fœtal, voisines de l'extrémité pelvienne, méritent donc de fixer l'attention du praticien ; elles exigent de lui une manœuvre bien différente du procédé opératoire qu'il emploie pour aller à la recherche des pieds, et le mettent dans la nécessité absolue de choisir la main dont la face palmaire doit répondre aux talons de l'enfant ; ainsi, lorsque les talons doivent être entraînés à droite du bassin de la mère, la main gauche sera introduite préférablement ; mais la main droite sera d'élection pour ramener les talons à gauche. Les procédés opératoires qui vont être détaillés prouveront l'évidence de ce précepte.

Avant d'entrer dans le détail de l'opération manuelle, il faut examiner d'abord les espèces de positions que les auteurs les plus remarquables ont admises pour la présentation de l'extrémité pelvienne composée de trois régions distinctes ; savoir : les pieds , les genoux et le siège.

BAUDELOCQUE reconnaît quatre positions des pieds ; les deux premières, qui sont diagonales, s'appellent actuellement calcanéo-cotyloïdiennes gauche et droite ; les deux autres directes pourraient être nommées calcanéo-pubienne et calcanéo-sacrée ou vertébrale.

L'auteur admet quatre espèces de positions directes dans la présentation des genoux ; la première offre les jambes de l'enfant fléchies et situées au côté gauche de la mère et les cuisses au côté droit , quand les genoux s'engagent dans le bassin ; la deuxième est distinguée par la situation des cuisses au côté gauche de la cavité pelvi-abdominale , et des jambes au côté droit de cette cavité ; dans la troisième , la partie antérieure des cuisses est tournée vers le sacrum de la mère , et les jambes sont au-dessus des pubis ; enfin on observe le contraire dans la quatrième.

Les quatre positions des fesses , suivant BAUDELOCQUE . sont les mêmes que celles qu'il a reconnues aux pieds.

RÉFLEXION. — Puisque BAUDELOCQUE convient que les positions directes des trois régions de l'extrémité pelvienne se réduisent spontanément aux quatre positions diagonales , pourquoi en avoir admis une seule , et surtout pour quelle raison n'a-t-il considéré que des positions directes aux genoux ? Il faut donc désormais ne plus s'écarter des vues bienfaisantes de la nature , et ne reconnaître que les positions diagonales.

Dans la présentation des pieds , M. CAPURON désigne ces quatre positions diagonales sous les noms de 1.º calcanéo-antérieure gauche, 2.º calcanéo-antérieure droite, 3.º calcanéo-postérieure droite , 4.º calcanéo-postérieure gauche. Dans celle des genoux , il les appelle 1.º tibio-antérieure gauche , 2.º tibio-antérieure droite , 3.º tibio-postérieure droite , 4.º tibio-postérieure gauche ; enfin dans celle des fesses, il les nomme 1.º sacro-antérieure gauche, 2.º sacro-antérieure droite, 3.º sacro-postérieure droite, 4 º sacro-postérieure gauche.

M.me BOIVIN admet les mêmes positions que BAUDELOCQUE a reconnues aux pieds, aux genoux et au siège.

MAYGRIER reconnaît les positions diagonales des pieds et probablement des genoux ; mais il ne distingue que deux positions directes aux fesses , qui pourraient être appelées l'une dorso-iliaque gauche , l'autre dorso-iliaque droite. On ne peut concevoir le motif de cette dernière distinction , quand on considère surtout le volume du siège , propre à déterminer plutôt ses positions diagonales , que la petitesse des pieds et des genoux , devenus alors plus mobiles au détroit abdominal.

Dans la présentation des pieds , M. VELPEAU admet deux positions principales , qu'il désigne sous les noms de calcanéo-antérieure et de calcanéo-postérieure : la première est divisée en trois variétés ; dans la première , les lombes sont en avant et à gauche ; dans la deuxième, les lombes sont en avant et à droite ; dans la troisième , les lombes sont directement en avant. La position calcanéo-postérieure , qui est la quatrième de BAUDELOCQUE , n'a pas été distinguée en trois variétés , qui seraient sans doute en sens inverse des précédentes. Ainsi nous voyons admises les quatre positions diagonales des pieds , plus les deux positions directes suivant le diamètre sacro-pubien , abstraction faite de deux autres positions directes suivant le diamètre bi-iliaque , que quelques auteurs ont reconnues.

La présentation des genoux paraît semblable à celle des pieds.

La présentation du siège est aussi généralement distinguée par l'auteur en deux positions ; l'une sacro-antérieure et l'autre sacro-postérieure. L'une et l'autre sont subdivisées en première , deuxième et troisième variétés.

M. HATIN dit que les pieds peuvent affecter deux positions principales au détroit supérieur et au détroit inférieur du bassin ; elles sont diagonales , et il les appelle la première cotyloïdienne gauche , la deuxième cotyloïdienne droite.

Il en est de même de la présentation des genoux qu'il distingue en deux positions , désignées sous les noms 1.º de tibio-cotyloïdienne gauche , 2.º de tibio-cotyloïdienne droite.

La présentation du siège n'affecte , suivant l'auteur , que deux positions principales qu'il nomme la première sacro-cotyloïdienne gauche , la deuxième sacro-cotyloïdienne droite.

Relativement à la manœuvre , M. HATIN conseille l'introduction de la main gauche pour repousser vers la fosse iliaque gauche les membres pelviens qui sont à droite du bassin de la mère ; il dit que toutes les positions de la moitié latérale gauche du bassin réclament la même manœuvre , et doivent être ramenées à la première. De même aussi , la main droite qui repousse vers la fosse iliaque droite les membres pelviens dirigés à gauche du bassin de la mère , ramène à la deuxième position toutes celles de la moitié latérale du bassin.

Les présentations de ces trois régions de l'extrémité pelvienne du fœtus faisant partie de l'accouchement naturel , deviennent étrangères au sujet qui doit nous occuper. Il n'en est pas de même des présentations des régions inférieures des quatre plans du tronc fœtal qui doivent être éloignées de l'axe du détroit abdominal , pour opérer la version pédalique , dont les règles méthodiques , précédemment enseignées , ne peuvent plus être observées par l'accoucheur. Seulement le temps d'introduction et celui d'extraction n'offrent point de différence.

Examinons d'abord la présentation des lombes.

VERSION PÉDALIQUE

DANS LA PRÉSENTATION DES LOMBES.

La région lombaire est l'inférieure des régions que l'on remarque au plan posté-rieur du tronc fœtal. Sa présentation au détroit supérieur fait voir la tête de l'enfant plus élevée que le siège , la rapproche du fond de la matrice , et nous offre évidemment les rapports des plans latéraux du tronc fœtal avec les segments utérins, semblables à ceux qui existent dans la présentation de l'extrémité pelvienne ; ils sont en sens inverse de ceux qui ont été observés dans la présentation de l'extrémité céphalique et des régions supérieures du tronc fœtal. L'analogie de ces rapports a donc lieu entre la présentation des régions inférieures des quatre plans du tronc et celle de l'extrémité pelvienne.

D'après cette analogie, le même procédé opératoire ne peut plus convenir pour faire la version pédalique dans le cas de la présentation des lombes, comme dans ceux où les autres régions du plan dorsal se présentent ; il faut en rechercher un autre qui soit relatif à la présentation de l'extrémité pelvienne. Je m'en occuperai quand les signes et les positions de la région lombaire seront décrits.

Les lombes se présentent aussi souvent que la région dorsale, sans qu'on puisse en assigner de causes particulières. Les signes caractéristiques de la région lombaire sont 1.º une rangée de tubercules assez saillants, formés par les apophyses épineuses des vertèbres lombaires, 2.º les côtes asternales, 3.º le bord supérieur des os coxaux. Ces trois parties s'observent sur une tumeur plus ou moins large et arrondie, déprimée avec plus ou moins de force par les contractions de la matrice, après l'évacuation des eaux amniotiques.

Les positions que peut prendre la région lombaire au-dessus de l'entrée de la cavité pelvi-abdominale sont au nombre de quatre :

Dans la première, la rangée des tubercules est dirigée suivant le diamètre oblique cotyloïdo-sacro-iliaque droit ; les fesses sont en arrière et à droite, et le dos répond au segment utérin-antérieur gauche, comme dans la position calcanéo-antérieure gauche.

Dans la deuxième, la direction oblique de la rangée des tubercules suit le trajet du diamètre cotyloïdo-sacro-iliaque gauche ; les fesses et les pieds sont en arrière et à gauche, le dos correspond au segment utérin-antérieur droit, comme dans la position calcanéo-antérieure droite, ou cotyloïdienne droite.

Dans la troisième, la rangée des tubercules suit la même direction diagonale que dans la première ; mais on reconnaît au toucher les côtes asternales situées au-dessus de la symphise sacro-iliaque droite, où le dos regarde le segment utérin-postérieur droit, comme dans la troisième position diagonale des pieds.

Enfin dans la quatrième, qui est l'inverse de la deuxième, la rangée des tubercules est bien dirigée suivant le diamètre oblique cotyloïdo-sacro-iliaque gauche ; mais le toucher fait reconnaître les côtes asternales en arrière et à gauche ; par conséquent le dos est situé devant le segment utérin-postérieur gauche, comme dans la quatrième diagonale des pieds.

Examinons actuellement les procédés opératoires que chacune de ces positions exige.

VERSION PÉDALIQUE

DANS LA PRÉSENTATION DES LOMBES DORSO - ANTÉRIEURE GAUCHE.

(PREMIÈRE POSITION DIAGONALE.)

La région lombaire se présentant en première position diagonale, offre au toucher les signes suivants : 1.° La rangée des tubercules au milieu de la tumeur est dirigée suivant le diamètre cotyloïdo-sacro-iliaque droit ; 2.° le bord supérieur des os coxaux se trouve en arrière et à droite ; 3.° les côtes asternales sont en avant et à gauche. Le dos, la nuque et l'occiput du fœtus correspondent alors au segment utérin-antérieur gauche, le visage et la poitrine regardent le segment utérin-postérieur droit, le ventre étant un peu incliné vers le fond de la matrice. Mais le plan latéral gauche du corps de l'enfant est en avant et à droite, et le plan latéral droit en arrière et à gauche, de la même manière que si l'une des trois régions de l'extrémité pelvienne se présentait en première position diagonale.

Dans cette espèce de position comme dans toutes les autres, l'accoucheur ne doit pas seulement envisager les signes caractéristiques qu'ont offerts les parties constituantes de la région placée sur le détroit abdominal, mais encore se figurer les rapports des quatre plans du tronc fœtal avec les quatre segments utérins ; car la version pédalique nécessite toujours la recherche de ces plans sur lesquels on doit agir pour parvenir aux pieds, dans le sens approximatif de l'extrémité de l'ovoïde fœtal la plus voisine de l'orifice utérin.

En conséquence, lorsque la région lombaire se présente en première position diagonale, le praticien introduit la main droite en parfaite supination dans la matrice, entre cette région et la symphyse sacro-iliaque droite, où il rencontre la hanche et le membre pelvien droits, et la fait glisser assez profondément pour pénétrer jusqu'aux pieds, en élevant les lombes au-dessus du détroit abdominal. Les fesses sont soulevées par la paume de la main, et les doigts saisissent les pieds. Il agit ainsi sur l'extrémité pelvienne qu'il pousse graduellement en avant et à gauche, suivant la longueur du corps de l'enfant. (V. la 1.re figure de la 21.° planche.)

La main gauche, placée extérieurement sur le ventre de la femme, élève et déprime en arrière et à droite le globe utérin pour aider ce mouvement que la main d'élection exécute. Le glissement du tronc fœtal derrière le segment utérin-antérieur gauche met le dos dans le même rapport avec ce segment, que si le siège ou les pieds se présentaient. En soulevant le siège ramené au centre du détroit supérieur, les pieds qui y correspondent peuvent être saisis et allongés dans le vagin, de manière qu'en étendant les cuisses, les genoux ne viennent point arc-bouter sur le trajet de la cavité pelvi-abdominale. (V. la 2.° figure de la 21.° planche.)

L'accoucheur met aussitôt en pronation la main d'introduction , saisit les talons , étend les membres pelviens , et les maintient suivant l'indication. Le temps d'extraction est alors opéré en première position des pieds.

VERSION PÉDALIQUE

DANS LA PRÉSENTATION DE LA RÉGION LOMBAIRE DORSO-POSTÉRIEURE GAUCHE.

(QUATRIÈME POSITION DIAGONALE.)

La quatrième position diagonale de la région lombaire est caractérisée par une tumeur assez large , au centre de laquelle se trouve 1.º la rangée des tubercules saillants dirigée suivant le diamètre oblique cotyloïdo-sacro-iliaque gauche ; 2.º on distingue en arrière et à gauche les côtes asternales ; 3.º le bord supérieur des os coxaux, appelé crête iliaque , est placé au-dessus de la cavité cotyloïde droite. Il résulte de cette disposition que le dos , la nuque et l'occiput sont devant le segment utérin-postérieur gauche ; le visage et la poitrine correspondent au segment utérin-antérieur droit , avec cette différence de l'extrémité céphalique et des régions supérieures du tronc fœtal , que le plan latéral gauche de ce tronc est en avant et à gauche , et le plan latéral droit en arrière et à droite ; de la même manière que si l'une des trois régions de l'extrémité pelvienne se présentait en quatrième position diagonale.

Les considérations relatives aux rapports des quatre plans du tronc fœtal avec les quatre segments utérins étant bien observées , pour opérer méthodiquement la version pédalique , l'accoucheur pénètre dans la matrice en introduisant la main droite en supination entre le côté droit de la région lombaire qui se présente et la symphyse sacro-iliaque droite , où le côté de cette région correspond. Il porte peu à peu la main en parfaite supination , et parcourt la hanche et la cuisse droites , jusqu'à ce qu'il parvienne au-dessus de la cavité cotyloïde droite ; il rencontre les jambes et les pieds sur lesquels il agit , en soulevant simultanément la région lombaire , et la poussant en arrière et à gauche , pour la faire glisser devant le segment utérin-postérieur gauche.

Tandis que la main d'introduction opère ce mouvement , la gauche , placée extérieurement sur le ventre de la femme , abaisse en avant et à droite le globe utérin. Par ce procédé , l'extrémité pelvienne du fœtus est ramenée au centre du détroit abdominal ; la main droite , tournée en pronation , saisit les pieds selon la méthode enseignée, et les entraîne en quatrième position dans le vagin. (V. la 3.ᵉ figure de la 21.ᵉ planche.) (*)

En abaissant ainsi les membres pelviens dans le vagin, l'accoucheur incline de plus en plus le membre gauche vers la symphyse pubienne, pour réduire la quatrième position des pieds à la première. L'occiput vient alors correspondre à la cavité cotyloïde gauche.

VERSION PÉDALIQUE

DANS LES PRÉSENTATIONS DE LA RÉGION LOMBAIRE DORSO-ANTÉRIEURE ET DORSO-POSTÉRIEURE DROITES.

(DEUXIÈME ET TROISIÈME POSITIONS DIAGONALES.)

Les figures de la 21.ᵉ planche présentées devant un miroir, ou vues sur le revers de ces planches entre l'œil et la lumière, démontrent tous les mouvements que la main gauche d'introduction exécute dans les deuxième et troisième positions diagonales de la région lombaire. Il suffit de les remarquer, pour se servir de la main gauche avec autant de facilité dans ces deux espèces de présentations, que de la main droite dans les deux précédentes : savoir : la première et la quatrième positions.

VERSION PÉDALIQUE

DANS LES PRÉSENTATIONS DU DEVANT DU BASSIN ET DES CUISSES DE L'ENFANT.

BAUDELOCQUE, le meilleur observateur de son temps, a plusieurs fois reconnu la présence du devant du bassin et des cuisses de l'enfant au détroit abdominal. Il en a fait la description dans son ouvrage, et je crois devoir conserver cette ancienne dénomination, puisque les faits et l'expérience l'ont confirmée.

(*) Je n'ai pas cru nécessaire qu'une figure de plus vint dépeindre la présentation des lombes dorso-posté- rieure gauche, parce que l'explication du procédé opératoire que je viens de donner me paraît suffisante. En effet, il est facile de suivre l'introduction de la main droite, qui, après avoir rencontré au détroit abdominal la région lombaire en quatrième position, est insinuée entre la hanche droite et la symphyse sacro-iliaque droite, pour parcourir le membre pelvien correspondant, et parvenir aux pieds. Je me suis contenté de faire voir aux lecteurs la troisième figure de la vingt-unième planche, qui dépeint la terminaison du mouvement exercé sur le fœtus, dont l'extrémité pelvienne a été ramenée au centre du détroit supérieur.

La présentation du devant du bassin du fœtus , quoique aussi rare que celle des autres régions antérieures du tronc , est encore plus fréquente que celle de la partie antérieure des cuisses. On sait que ces deux régions ne peuvent se présenter sans le renversement primitif du tronc fœtal sur son plan dorsal , en sens inverse de sa flexion naturelle.

Néanmoins , plusieurs auteurs ont considéré comme la seule cause de cette mauvaise position l'excès de mobilité de l'enfant , que lui communique la trop grande quantité des eaux amniotiques renfermées dans les membranes.

Le devant du bassin est remarquable par la partie inférieure de l'abdomen qui s'étend depuis l'ombilic jusqu'aux parties sexuelles. Ses signes caractéristiques sont 1.º une tumeur large, molle, à la circonférence de laquelle se trouve le cordon ombilical et l'ombilic ; 2.º les parties génitales situées au milieu d'un corps résistant et arrondi ; 3.º sur les côtés on reconnaît les épines iliaques antérieures et supérieures.

Le diagnostic de la présentation des cuisses n'est point aussi facile , parce qu'elles ne peuvent s'adapter aussi exactement sur le détroit abdominal, et que le doigt explorateur les atteint difficilement. Cependant on les reconnaît 1.º à la souplesse de la tumeur abdominale, située aux environs , 2.º aux parties sexuelles , 3.º aux deux colonnes parallèles , formées par les cuisses toujours allongées en pareil cas.

Si j'adoptais les positions directes suivant BAUDELOCQUE , je les distinguerais en sens inverse , parce que dans sa première position le dos se trouvant au-devant de la colonne vertébrale , les talons répondent en arrière , et que dans sa troisième, où il fait correspondre le dos de l'enfant à droite de la femme , les pieds sont entraînés en deuxième position. Dans l'un et l'autre cas , la terminaison de l'accouchement n'est point aussi avantageuse.

Conformément aux présentations des pieds et suivant l'ordre de leurs positions diagonales , généralement reconnues , on doit appeler première position du devant du bassin et des cuisses celle où l'ombilic et le cordon ombilical , ou bien les parties sexuelles du fœtus répondent à la symphyse sacro-iliaque droite ; les parties sexuelles ou les genoux sont alors au-dessus de la cavité cotyloïde gauche ; le dos est en rapport avec le segment utérin-antérieur gauche; le plan latéral droit du tronc fœtal regarde le segment utérin-postérieur gauche. Je désigne seulement les rapports des plans dorsal et latéral droit avec les segments utérins gauches , pour démontrer que le corps de l'enfant est situé de la même manière dans la cavité utérine, lorsque les pieds se présentent et que les talons correspondent à la cavité cotyloïde gauche. La première position diagonale du tronc du fœtus relative aux segments utérins dans les présentations des pieds , du devant du bassin et des cuisses , n'offre donc d'autre différence que celle des régions situées à l'entrée de la cavité pelvi-abdominale.

La deuxième position diagonale du devant du bassin et des cuisses de l'enfant se distingue par les signes suivants : 1.º L'ombilic et le cordon ombilical , ou les parties sexuelles , sont placés au-dessus de la symphyse sacro-iliaque gauche; 2.º ces mêmes parties génitales ou les genoux sont au-dessus de la cavité cotyloïde droite. Le dos correspond au segment utérin-antérieur droit , le plan latéral gauche au segment utérin-postérieur droit. La position calcanéo-antérieure droite conserve les mêmes rapports des plans du tronc fœtal avec les segments utérins.

La troisième position diagonale du devant du bassin et des cuisses de l'enfant est l'inverse de la première.

La quatrième position diagonale est l'inverse de la deuxième.

VERSION PÉDALIQUE

DANS LA PRÉSENTATION DU DEVANT DU BASSIN ET DES CUISSES DORSO-ANTÉRIEURE GAUCHE.

(PREMIÈRE POSITION DIAGONALE.)

L'indication à remplir est d'aller à la recherche des pieds. Pour y procéder, l'accoucheur introduit dans la matrice la main droite en supination, écarte les doigts, applique le pouce sur la hanche droite au-dessous de l'épine iliaque antérieure et supérieure, les autres doigts sur la hanche gauche qui est en avant et à droite, élève le bassin de l'enfant et le pousse peu à peu au-dessus de la symphyse sacro-iliaque droite. (V. la 1.re figure de la 22.e planche.) Cette figure dépeint la présentation du devant du bassin et de la partie inférieure de l'abdomen dorso-antérieure gauche.

Il parcourt ensuite d'arrière en avant et de droite à gauche les cuisses du fœtus jusqu'à ce qu'il parvienne aux genoux, qu'il saisit de la même manière pour les pousser également au-dessus de la symphyse sacro-iliaque droite, comme si le devant des cuisses se présentait au détroit abdominal. (V. la 2.e figure de la 22.e planche.)

Les pieds s'engagent aussitôt dans le vagin, où la main droite, tournée en pronation, les prend et les extrait suivant le procédé conseillé dans la position calcanéo-cotyloïdienne gauche.

Le glissement du tronc fœtal, ainsi exécuté vers le segment utérin-postérieur droit, est favorisé par l'application extérieure de la main gauche sur le ventre de la femme, pour déprimer de plus en plus le fond du globe utérin en avant et à gauche.

Si les fortes contractions de la matrice, trop étroitement resserrée sur le corps de l'enfant, long-temps après l'évacuation des eaux amniotiques, s'opposent à l'exécution de ce procédé opératoire, la main gauche doit être introduite préférablement en pronation, le pouce appliqué sur la hanche gauche et les quatre derniers doigts sur la droite, pour soulever le bassin du fœtus suivant l'axe du détroit abdominal, et diminuer l'extension des cuisses. (V. la 3.e figure de la 22.e planche.)

Ce mouvement opéré, l'accoucheur place aussitôt le pouce sur le pli de l'aîne droite située en arrière et à gauche, met en supination sa main introduite, étend les autres doigts sur la jambe correspondante dont il augmente la flexion sur la cuisse, et détermine conséculivement celle de la cuisse sur le ventre du fœtus. Le genou est porté au-dessus de la symphyse sacro-iliaque droite ; le pied, rapproché de l'axe du détroit supérieur, s'abaisse dans le vagin, d'où il peut être extrait pour y assujettir un lacs. (V. la 1.re figure de la 23.e planche.)

L'allongement du membre pelvien droit et le lacs fixé sur le pied servent de guide. L'accoucheur introduit de nouveau dans la cavité utérine la main gauche, d'abord en demi-pronation, entre les cuisses de l'enfant jusqu'au pli de l'aîne gauche, où il la met en supination, en appuyant le pouce sur ce même pli, pour aider l'action des autres doigts étendus le long de la jambe. La flexion de celle-ci sur la cuisse se trouve augmentée par la pression des doigts, tandis que le genou déprimé graduellement, suivant le diamètre cotyloïdo-sacro-iliaque droit, détermine conséculivement la flexion de la cuisse sur le ventre. (V. la 2.e figure de la 23.e planche.)

L'accoucheur dégage aussitôt le pouce du pli de l'aîne, applique la face palmaire sur la partie antérieure de la jambe gauche, élève le genou en arrière et à droite, et tend à mettre cette portion du membre pelvien parallèle à l'axe du détroit abdominal. (V. la 3.e figure de la 23.e planche.)

Le pied gauche est alors entraîné dans le vagin pour être extrait simultanément avec l'autre pied, toujours en première position ; l'un et l'autre sont saisis par la main droite, suivant le procédé indiqué.

VERSION PÉDALIQUE

DANS LA PRÉSENTATION DU DEVANT DU BASSIN ET DES CUISSES DU FŒTUS DORSO-POSTÉRIEURE GAUCHE.

(QUATRIÈME POSITION DIAGONALE.)

La quatrième position diagonale du devant du bassin et des cuisses de l'enfant est caractérisée par les signes particuliers suivants : 1.º L'ombilic et le cordon ombilical, ou les parties sexuelles si les cuisses se présentent, sont au-dessus de la cavité cotyloïde droite ; 2.º les parties génitales, ou les genoux, se trouvent au-dessus de la symphyse sacro-iliaque gauche, abstraction faite des signes généraux exposés ci-dessus.

Cette position exige la réunion de deux conditions pour qu'on puisse opérer la version pédalique ; elles sont relatives au temps de l'évacuation des eaux amniotiques.

Si les eaux viennent de s'écouler, l'accoucheur introduit dans l'utérus la main droite en supination, écarte les doigts, place le pouce sur la hanche gauche, les autres doigts sur la droite, soulève le bassin du fœtus, le porte au-dessus de la cavité cotyloïde droite, et détermine la présentation des cuisses. (V. la 1.re figure de la 24.e planche.) Il suit aussitôt le trajet de ces dernières jusqu'à ce qu'il parvienne aux genoux descendus devant la symphyse sacro-iliaque gauche, où il les saisit de la même manière pour les pousser en haut, en avant et à droite. Les pieds s'engagent dans le vagin, et sont extraits suivant la quatrième position qu'il faut réduire à la première

Ces mouvements sont aidés par l'application de la main gauche sur le ventre de la femme, pour élever en arrière et à gauche le fond du globe utérin.

Mais lorsque le glissement diagonal du tronc du fœtus ne peut être opéré suivant le procédé ci-dessus, parce que les eaux amniotiques sont écoulées depuis long-temps, et que la cavité utérine est fortement resserrée, le praticien choisit préférablement la main gauche, qu'il introduit en demi-pronation dans la matrice. Il rencontre d'abord la hanche droite, dirigée obliquement en arrière et à droite, étend les doigts sur sa partie externe, et place le pouce dans le pli de l'aîne correspondante. Il pousse au-dessus du détroit supérieur la hanche ainsi maintenue, tourne la main en supination pour allonger les quatre derniers doigts sur la jambe dont il augmente la flexion en la rapprochant davantage de la cuisse. Il forme de cette manière un levier du second genre ; car le genou, étant la résistance qui se trouve entre la puissance et le point d'appui, est obligé de glisser le long des parois de la cavité utérine, et de suivre d'arrière en avant (en agissant sur ce membre), le demi-cercle inférieur de la seconde curviligne diagonale, par l'effet de la flexion simultanée et graduée de la cuisse sur le ventre du fœtus. La convexité de l'articulation fémoro-tibiale est portée au-dessus de la cavité cotyloïde droite. (V. la 2.e figure de la 24.e planche.)

La cuisse entièrement fléchie sur le ventre, la jambe peut être allongée et entraînée dans le vagin. Un lacs fixé sur le pied suffisamment abaissé, est confié à un aide, qui ne devra point exercer de traction pendant la recherche de l'autre membre pelvien.

Pour y procéder, l'accoucheur introduit de nouveau la main gauche le long de la partie interne du membre pelvien droit, allongé et fixé par le lacs, jusqu'à ce qu'il place le pouce dans le pli de l'aîne gauche qu'il élève au-dessus du détroit abdominal ; en même temps il applique les autres doigts sur la partie antérieure de la jambe dont il augmente également la flexion sur la cuisse, et détermine celle de la cuisse sur le ventre du fœtus. (V. la 3.e figure de la 24.e planche.)

Ce mouvement opéré, il dégage le pouce du pli de l'aîne, et le porte circulairement le long de la partie interne et postérieure de la cuisse qu'il fléchit entièrement sur le ventre de l'enfant. La jambe, sur laquelle les doigts exercent constamment la même pression, acquiert une direction perpendiculaire. Le pied devenu inférieur s'engage dans le vagin, se rapproche de l'autre, et peut être extrait simultanément suivant la quatrième position qui doit être réduite à la première. La main droite remplace alors la gauche pour saisir les pieds et opérer le mouvement de réduction, comme il est indiqué dans la 3.e figure de la 7.e planche, vue sur le revers entre l'œil et la lumière.

VERSION PÉDALIQUE

DANS LES PRÉSENTATIONS DU DEVANT DU BASSIN ET DES CUISSES DE L'ENFANT DORSO-ANTÉRIEURE DROITE ET DORSO-POSTÉRIEURE DROITE.

(DEUXIÈME ET TROISIÈME POSITIONS DIAGONALES.)

Les figures des 22.ᵉ , 23.ᵉ et 24.ᵉ planches, présentées devant un miroir ou vues sur le revers de ces planches entre l'œil et la lumière, dépeignent les présentations du devant du bassin et des cuisses du fœtus dorso-antérieure droite et dorso-postérieure droite, et en même temps tous les mouvements exécutés par la main gauche d'introduction, suivant la première indication, et par la main droite, suivant la deuxième.

VERSION PÉDALIQUE

DANS LES PRÉSENTATIONS DES HANCHES DROITE ET GAUCHE.

Les hanches dont quelques auteurs, même modernes, ne parlent point en particulier, que d'autres désignent sous le nom de flancs, se présentent néanmoins plus fréquemment à l'orifice utérin que les parties latérales du thorax.

Le 27 juillet dernier, je reconnus la première position diagonale de la hanche gauche que le premier jumeau offrait chez une femme enceinte de deux enfants. Une sage-femme instruite, s'étant assurée de cette position, me fit appeler. La version pédalique fut faite avec succès et promptitude.

Les présentations des hanches sont plus rares que celles des épaules. Les causes les plus ordinaires qui les déterminent sont la surabondance des eaux amniotiques et l'obliquité de la matrice.

Les signes qui font reconnaître la présence des hanches, après l'évacuation des eaux, sont 1.º les crêtes ou le bord supérieur des os coxaux, 2.º les dernières côtes asternales, 3.º l'anus, 4.º quelquefois la convexité du sacrum, 5.º la pointe du coccyx.

Les positions que plusieurs auteurs ont bien voulu donner aux hanches droite et gauche, sont absolument les mêmes que celles qu'ils ont adoptées pour les présentations des autres régions latérales du tronc du fœtus. Mais l'extrémité céphalique devenant supérieure, la présentation des hanches met le dos de l'enfant en rapport avec les quatre segments utérins , de la même manière que si l'une des trois régions de l'extrémité pelvienne se présentait à l'orifice de l'utérus. Ainsi , je le répète , dans la position calcanéo-cotyloïdienne gauche , le dos de l'enfant répond en avant et à gauche , le plan sternal en arrière et à droite, le plan latéral gauche en avant et à droite. Ce dernier plan se trouve en sens inverse dans la position occipito-cotyloïdienne gauche. Je ne dois donc plus , lorsque l'une des hanches se présente , opérer la version pédalique suivant les procédés indiqués dans les trois précédentes livraisons.

En effet , examinant bien l'attitude que doit avoir le tronc fœtal dans la cavité utérine , quand l'une des hanches se présente , on distingue facilement les quatre positions diagonales des hanches qui offrent la même analogie des rapports des quatre plans du corps de l'enfant avec les quatre segments utérins , que si le siège se présentait.

L'ordre numérique des positions est toujours relatif à la fréquence de l'une d'elles , qui nous offre ordinairement la plus heureuse et la plus prompte terminaison de l'accouchement naturel. Cet axiôme m'a servi de guide , en nommant première position de toutes les régions de l'ovoïde fœtal , celles où le plan dorsal de son tronc correspond au segment utérin-antérieur gauche. En général , les écrivains se sont accordés pour appeler premières positions l'occipito — la calcanéo — la tibio — la sacro-antérieures gauches ou cotyloïdiennes gauches ; régions remarquables aux deux extrémités céphalique et pelvienne.

Or , la première position diagonale des hanches gauche et droite se distingue d'abord par la situation 1.º du plan dorsal en avant et à gauche , 2.º du plan latéral gauche en avant et à droite , 3.º de la convexité du sacrum vers la base du segment utérin-antérieur gauche où le dos correspond. Mais il existe une différence dans la présentation de l'une ou de l'autre hanche ; la gauche fait reconnaître au toucher 1.º le coccyx et l'anus au-dessus de la symphyse sacro-iliaque gauche , 2.º la crête de l'os coxal et les dernières côtes asternales au-dessus de la cavité cotyloïde droite ; la hanche droite fait observer le contraire , le bord supérieur de l'os coxal et les dernières côtes asternales répondent à la symphyse sacro-iliaque gauche , le coccyx et l'anus se trouvent au-dessus de la cavité cotyloïde droite.

La situation des fesses au-dessus de la cavité cotyloïde gauche , celle des dernières côtes asternales au-dessus de la symphyse sacro-iliaque droite, caractérisent la deuxième position diagonale de la hanche gauche , lorsque la convexité du sacrum regarde la base du segment utérin-antérieur droit , où le dos correspond ; alors le plan latéral gauche du tronc du fœtus est penché vers le segment utérin-postérieur droit. Les caractères de la présentation de la hanche droite dorso-antérieure droite sont distingués par la situation des fesses au-dessus de la symphyse sacro-iliaque droite , et par celle des dernières côtes asternales au-dessus de la cavité cotyloïde gauche ; le plan latéral droit est couché sur le segment utérin-antérieur gauche.

On reconnaît la troisième position diagonale de la hanche gauche , quand le toucher nous fait distinguer les fesses de l'enfant à droite et en avant , les dernières côtes asternales en arrière et à gauche. La présentation de la hanche droite dorso-postérieure droite nous offre les fesses du fœtus dirigées en arrière et à gauche ; et le bord supérieur de l'os coxal incliné en avant et à droite.

Enfin la quatrième position diagonale de la hanche gauche est caractérisée par la situation des fesses du fœtus au-dessus de la symphyse sacro-iliaque droite, et celle de la hanche droite est distinguée par l'inclinaison de l'extrémité pelvienne vers la cavité cotyloïde gauche.

VERSION PÉDALIQUE

DANS LA PRÉSENTATION DES HANCHES DORSO-ANTÉRIEURE GAUCHE.

(PREMIÈRE POSITION DIAGONALE.)

L'impossibilité de l'accouchement spontané dans la présentation des hanches, surtout lorsque le fœtus est trop volumineux relativement à la largeur du bassin de la mère, la trop longue durée du travail et quelques accidents graves exigent sans délai l'introduction de la main pour aller à la recherche des pieds, et terminer la parturition.

La main droite est préférée par BAUDELOCQUE qui l'insinue vers la fosse iliaque gauche où les pieds se trouvent, dans sa quatrième position des hanches ; il introduit la gauche vers la fosse iliaque droite, dans sa troisième position des hanches qui devrait être la quatrième, parce qu'elle est moins fréquente, à raison de la rareté de l'obliquité latérale gauche de la matrice. L'ordre numérique des positions, suivi par les auteurs, ne devrait donc pas être arbitraire.

MAYGRIER, qui ne distingue que deux positions transversales du tronc du fœtus, suivant le diamètre bi-iliaque, appelle également première position celle qui doit être la seconde ; en effet il annonce que, dans sa première position des hanches, la tête et la majeure partie du tronc fœtal sont inclinées à gauche et les pieds à droite. L'observation prouve qu'elle est moins fréquente et plus difficile pour la terminaison.

Sa manœuvre est défectueuse en déterminant une torsion sur l'extrémité inférieure du tronc fœtal. A cet inconvénient, déjà connu, s'en joint un autre, non moins grave, qui consiste dans l'introduction de la main entre les pubis et le corps de l'enfant. (V. la 2.ᵉ figure de sa 44.ᵉ planche.)

Il préfère toujours introduire la main droite pour aller saisir les pieds de l'enfant qui sont à droite de la mère, tandis que BAUDELOCQUE l'insinue vers la fosse iliaque gauche, où il trouve les pieds. Il résulte de la manœuvre de MAYGRIER que sa main droite saisissant les pieds à droite de la femme, les extrait en deuxième position, et sa main gauche en fait l'extraction en première position. Les talons du fœtus ne pouvant être aussi bien maintenus, les pieds glissent facilement dès la plus petite traction, et font éprouver la fréquente et pénible réintroduction de la main.

M. Velpeau adopte cette dernière manœuvre. (V. la page 332 du 2.ᵉ volume, 2.ᵉ édition de son traité complet de l'art des accouchements.)

PROCÉDÉS OPÉRATOIRES.

Lorsque la hanche gauche se présente en première position diagonale, l'accoucheur introduit la main droite dans la cavité utérine, vers le segment utérin-postérieur droit, la met en parfaite supination, appuie le pouce sur la fesse gauche et les autres doigts sur le bord supérieur de l'os coxal, soulève la hanche et la dirige en avant et à droite (*). En même temps il porte extérieurement la main gauche sur le ventre de la femme, élève le fond de la matrice en l'inclinant en arrière et à gauche, jusqu'à ce que l'axe céphalo-coccygien du tronc fœtal devienne parallèle à celui du détroit supérieur, où vient correspondre l'extrémité pelvienne du fœtus. (V. la 1.ʳᵉ figure de la 25.ᵉ planche.)

Si les pieds avoisinent les fesses (les jambes et les cuisses étant fléchies, comme on l'observe le plus ordinairement), le praticien met en pronation la main d'introduction, saisit les pieds suivant la méthode indiquée, et les extrait directement en première position. Les membres pelviens sont alors allongés, et la terminaison de l'accouchement est bientôt opérée.

Quelquefois les membres pelviens sont tellement étendus au-devant du plan sternal, que les pieds se trouvent très-élevés. L'accoucheur est obligé d'introduire la main plus profondément dans la matrice, jusqu'à ce qu'il parvienne d'abord au pied droit, qu'il fait glisser sur l'abdomen du fœtus en lui faisant décrire un mouvement d'adduction, en forme d'arc de cercle, pour l'abaisser peu à peu dans le vagin et le fixer au moyen d'un lacs. Il pénètre de nouveau dans la cavité utérine, le long du lacs et du membre pelvien droit, saisit le pied gauche qu'il abaisse, en lui faisant décrire le même mouvement d'adduction. Les pieds réunis sont pris de la même manière avec la main droite, pour en faire l'extraction.

La présentation de la hanche droite dorso-antérieure gauche, plus rare que la précédente, exige de l'accoucheur le choix de la main droite qu'il introduit dans l'utérus, où il la met en parfaite supination entre le segment utérin-postérieur droit et le plan sternal du tronc de l'enfant ; il place le pouce sur le milieu du bord supérieur de l'os coxal droit, étend les autres doigts sur la fesse correspondante, située au-dessus de la cavité cotyloïde droite ; il élève ainsi la hanche au-dessus du détroit abdominal, et la pousse en arrière et à gauche ; tandis qu'il facilite ce mouvement avec sa main gauche appliquée extérieurement sur le fond du globe utérin, qu'il déprime en avant et à droite (**). (V. la 2.ᵉ figure de la 25.ᵉ planche.)

(*) La hanche gauche du fœtus ne doit plus correspondre à l'axe du détroit abdominal, parce que la main ntroduite a déjà commencé le mouvement qui tend à ramener les pieds vers cet axe.

(**) La deúxième figure de la vingt-cinquième planche ne peut plus dépeindre la situation de la hanche droite sur l'axe du détroit abdominal, parce que le mouvement, qui tend à ramener les pieds vers cet axe, est déjà commencé par la main introduite.

Les pieds appuyés sur les fesses ou élevés devant le plan sternal sont dégagés, suivant l'indication ci-dessus, pour terminer l'accouchement.

VERSION PÉDALIQUE

DANS LA PRÉSENTATION DES HANCHES DORSO-POSTÉRIEURE GAUCHE.

(QUATRIÈME POSITION DIAGONALE.)

La quatrième position diagonale des hanches offre le plan sternal du tronc du fœtus en avant et à droite, et, sous ce rapport, exige le choix de la main gauche pour opérer la version pédalique.

Si la hanche gauche se présente, le siège de l'enfant est au-dessus de la symphyse sacro-iliaque droite, et le plan latéral gauche est couché le long du segment utérin-antérieur gauche. L'accoucheur introduit donc la main gauche en demi-pronation dans la matrice, vers la base du segment utérin-postérieur droit, où il rencontre l'extrémité pelvienne du fœtus ; il saisit aussitôt la hanche gauche en plaçant le pouce sur le milieu du bord supérieur de l'os coxal, et les autres doigts sur la fesse inclinée en arrière et à droite, la soulève au-dessus du détroit supérieur, et la porte en avant et à gauche. La main appliquée sur le ventre de la femme facilite ce mouvement en élevant le fond de l'utérus en arrière et à droite, de la même manière que si l'on se proposait d'amener le siège au centre du détroit abdominal. (V. la 3.ᵉ figure de la 25.ᵉ planche.) (*)

Il fait ensuite la recherche des pieds, le plus ordinairement appuyés sur les fesses, quelquefois allongés au-devant du plan sternal, les dégage et les abaisse dans le vagin. La main droite les saisit, suivant l'indication prescrite, et les amène à la quatrième position qu'il faut réduire à la première.

La présentation de la hanche droite dorso-postérieure gauche paraît offrir plus de difficulté. Elle est plus rare que la précédente, parce que le tronc fœtal est penché en arrière et à droite. L'accoucheur se sert également de la main gauche, l'introduit en demi-pronation dans la matrice vers le segment utérin-postérieur droit, appuie les quatre doigts sur le bord supérieur de l'os coxal et le pouce sur la fesse, élève ainsi la hanche et la déprime en arrière et à droite, pour rapprocher de l'axe du détroit abdominal l'extrémité pelvienne du fœtus. En même temps il applique extérieurement sa main droite sur le ventre de la femme, abaisse le fond du globe

(*) La troisième figure de la vingt-cinquième planche ne dépeint plus la situation directe de la hanche gauche sur le détroit supérieur ; car la main d'élection a déjà fait exécuter à la hanche un mouvement qui l'a éloignée de l'axe de ce détroit.

utérin en avant et à gauche, et soutient l'action de la main qui opère. (V. la 4.ᵉ figure de la 25.ᵉ planche.)

Il dégage les pieds, les fait descendre dans le vagin, les saisit avec sa main droite qui remplace la gauche, et réduit la quatrième position à la première, à mesure qu'il opère l'extraction.

Ce genre de manœuvre est différent de celui que nous avons suivi dans la première position diagonale des hanches, parce que le plan sternal regarde obliquement en avant. Mais le mode opératoire que je viens de conseiller n'offre point les inconvénients qui résultent de l'introduction de la main directement derrière les pubis.

VERSION PÉDALIQUE

DANS LES PRÉSENTATIONS DES HANCHES DORSO-ANTÉRIEURE DROITE ET DORSO-POSTÉRIEURE DROITE.

(DEUXIÈME ET TROISIÈME POSITIONS DIAGONALES.)

Les quatre figures de la 25.ᵉ planche, examinées devant un miroir ou vues sur le revers de cette planche entre l'œil et la lumière, dépeignent les présentations des hanches dorso-antérieure droite et dorso-postérieure droite. On y remarque les mêmes mouvements que les mains d'introduction font exécuter au fœtus.

DÉVIATIONS DE LA TÊTE.

Relativement aux déviations de la tête, GARDIEN a établi une seconde classe particulière, qu'il désigne sous le nom d'accouchement mixte ; il l'a placée entre l'accouchement naturel par l'extrémité céphalique et celui par l'extrémité pelvienne. Cette seconde classe a été divisée en trois genres : le premier est le renversement de la tête, ou la présence du front et de la face ; le deuxième est la présence de la région occipitale ; et le troisième traite de la présentation des côtés de la tête.

BAUDELOCQUE n'avait point fait ces distinctions ; il annonce seulement deux indications à remplir : la première a pour but de ramener la tête à sa rectitude naturelle, 1.º en rapprochant le menton de la partie supérieure et antérieure de la poitrine, 2.º en dirigeant le diamètre occipito-mentonnier suivant la longueur du tronc fœtal et l'axe du détroit supérieur. Si la main ne suffit pas, il faut avoir recours au levier ou à l'une des cuillers du forceps.

Ces deux procédés opératoires ont engagé GARDIEN à établir cette classe particulère d'accouchement désignée sous le nom de Mixte, parce qu'il participe des trois ordres principaux d'accouchements ; savoir : 1.º de l'accouchement manuel, 2.º de l'accouchement artificiel, mécanique, ou manœuvre composée selon MAYGRIER ; 3.º enfin de l'accouchement naturel qui s'effectue après avoir rectifié les déviations de la tête.

Si toutes ces tentatives deviennent infructueuses, BAUDELOCQUE enseigne pour seconde indication, d'éloigner la tête du détroit abdominal et d'aller à la recherche des pieds. Mes deuxième, troisième et quatrième livraisons fournissent tous les détails suffisants pour opérer promptement la version pédalique.

DE LA PRÉSENTATION DE LA FACE.

Plusieurs auteurs, tels que M. CAPURON, MAYGRIER, etc., ont considéré la présentation de la face comme au-dessus des ressources de la nature, si le sommet de la tête ou l'occiput n'est pas ramené au centre du détroit abdominal ; ils ont en général conseillé la version pédalique. Voyez à cet égard les opinions des écrivains nombreux que M. Velpeau cite dans le premier volume de son traité complet de l'art des accouchements, 3.ᵉ édition, p. 517 et suivantes.

L'obliquité de la matrice pourrait être regardée avec Baudelocque comme une cause prédisposante de la présentation de la face, qui me paraît être plutôt déterminée 1.º par la mobilité de la tête avant la rupture des membranes; 2.º par la disposition primitive de la situation du fœtus; 3.º surtout par la contraction des muscles très-forts et nombreux de la partie postérieure du cou.

Gardien prétend que la présentation de la face provient de l'inclinaison ou de l'obliquité du fœtus lui-même et non de celle de l'utérus qui le renferme. M.ᵐᵉ La Chapelle l'attribue à l'obliquité utérine antérieure, assez fréquente, parce qu'elle a vu la face située sur le détroit supérieur chez deux femmes mortes avant l'accouchement; elle prétend alors que la pesanteur de l'occiput doit empêcher le menton de rester appliqué contre le sternum, et mettre le diamètre mento-bregmatique en rapport avec le diamètre sacro-pubien, avant les premières contractions utérines.

Mais de toutes ces opinions, quelque fondées qu'elles paraissent être, aucune ne suffit pour expliquer comment la présentation de la face peut s'effectuer aussi souvent. A mon avis, les muscles de la partie postérieure du cou étant plus nombreux et plus forts que ceux de la partie antérieure, ont plus de tendance à faire renverser la tête sur le plan dorsal. Ce renversement est favorisé le plus ordinairement par les positions occipito-postérieures, dans lesquelles la nature éprouve beaucoup de difficultés pour expulser la tête, lorsque l'occiput doit sortir en arrière. L'observation suivante en est une preuve:

Le 7 mars 1835, je reçus un enfant volumineux qui présentait le sommet de la tête en quatrième position diagonale (présentation de l'occiput dorso-postérieure gauche). Je fus obligé de maintenir constamment les doigts indicateur et medius gauches sur la fontanelle postérieure, pour la faire correspondre aux axes des détroits du bassin, et prévenir le renversement de l'occiput qui tendait sans cesse à s'opérer, spécialement lorsque les fortes contractions de l'utérus déprimaient la tête sur les diverses parties constituantes de la cavité pelvi-abdominale, bien conformée d'ailleurs. J'évitai la présentation de la face, et la nature devint victorieuse en faisant naître un enfant fort et bien vivant.

Le travail de l'accouchement n'eût peut-être pas été plus long, si la face s'était présentée, parce que le menton répondant en avant et à droite, et s'abaissant de plus en plus, se fût engagé sous l'arcade pubienne. C'est de cette manière que le mécanisme de la parturition spontanée peut avoir lieu dans la présentation de la face. A la vérité, si M.ᵐᵉ La Chapelle a posé en principe que cette sorte d'accouchement est aussi facile et aussi naturelle que celle qui se fait par l'occiput (puisqu'elle affirme que sur soixante-douze cas de ce genre, quarante-deux s'étaient terminés sans danger ni pour la mère ni pour l'enfant), il faut convenir que ces heureux événements viennent seulement des positions occipito-postérieures.

Les signes caractéristiques de la face ne sont bien distincts qu'après la rupture des membranes et l'évacuation récente des eaux amniotiques. On reconnaît alors facilement le menton, la bouche, le nez, les yeux, la base des fosses orbitaires et le front. Cependant ces diverses parties de la face peuvent être distinguées, malgré leur tuméfaction déjà bien prononcée, quelque temps après l'évacuation des eaux de l'amnios.

La présentation de la face s'observe de quatre manières différentes au détroit abdominal, le diamètre fronto-mentonnier se trouvant dirigé suivant l'un des deux diamètres cotyloïdo-sacro-iliaques. Les deux premières positions offrent le menton en arrière, au-devant des symphyses sacro-iliaques ; mais il répond en avant vers les cavités cotyloïdes dans les deux dernières positions.

On peut appeler la première position de la face mento-sacro-iliaque droite, la deuxième mento-sacro-iliaque gauche, la troisième mento-cotyloïdienne gauche, la quatrième mento-cotyloïdienne droite. Ces dénominations désignent seulement les rapports du menton avec les quatre points de terminaison des diamètres obliques. Il vaut mieux distinguer les quatre positions diagonales de la présentation de la face en 1.º dorso-antérieure gauche, 2.º dorso-antérieure droite, 3.º dorso-postérieure droite, 4.º dorso-postérieure gauche.

M. Velpeau a cru devoir admettre les quatre positions directes de la face, qu'il dispose transversalement et d'avant en arrière. Il nomme la première mento-iliaque droite, la deuxième mento-iliaque gauche, la troisième mento-sacrée, la, quatrième mento-pubienne. Il prétend qu'il y a quelque avantage pour l'étude à suivre cette dernière classification, qu'il est facile de réfuter par les propres arguments de l'auteur.

D'abord il déclare « qu'il importe pour la pratique de savoir : 1.º que les positions » antéro-postérieures sont rares, tellement que M.me La Chapelle ne les a pas » observées une seule fois ; 2.º que, si elles ont lieu quelquefois dans le principe, » comme il en a rencontré un exemple, elles se transforment promptement en » positions latérales. »

Réflexion. — Est-il possible de se persuader que le menton ou le front, correspondant à l'angle sacro-vertébral, se rende directement au bas de l'une des fosses iliaques où viennent aboutir les deux points de terminaison du diamètre bi-iliaque, sans que l'un ou l'autre ne soit arrêté dans l'angle rentrant formé par la base du sacrum et les muscles prélombo-trochantiniens ? D'ailleurs les lignes presque droites que ces muscles présentent sur les parties latérales du détroit supérieur, leur forte contraction excitée par la pression du front ou du menton, forceront ces extrémités du diamètre fronto-mentonnier de séjourner dans cet angle rentrant, situé au-dessus de l'une des symphyses sacro-iliaques. Ce fait est même prouvé par le dernier argument de M. Velpeau, puisqu'il convient que, dans les positions iliaques ou transversales, le diamètre fronto-mentonnier est plus souvent dirigé un peu obliquement que transversalement. Les deux positions directes mento-sacrée et mento-pubienne n'existent plus ; les deux autres mento-iliaque droite et mento-iliaque gauche ne peuvent aussi avoir lieu. Donc les positions diagonales de la face deviennent les seules admissibles.

Ainsi les quatre positions diagonales de la face doivent être assimilées à celles de l'occiput. Dans les deux premières, le dos du fœtus contenu dans la matrice est dirigé 1.º en avant et à gauche, 2.º en avant et à droite. Il est rare que le renversement de la tête survienne dans ces deux positions, à moins qu'il n'existe une très-grande obliquité antérieure, à laquelle on peut facilement remédier tant par la position horizontale que par la pression d'une ceinture. Ces moyens redressent l'axe de l'ovoïde utérin, et le mettent en parallèle avec celui du détroit abdominal. Les contractions utérines agissent alors suivant cette direction sur le plan postérieur du tronc fœtal, tendent à rapprocher de plus en plus les extrémités pelvienne et céphalique du fœtus l'une de l'autre, et dépriment fortement de cette manière le menton sur la partie supérieure et antérieure du thorax, afin de maintenir le parallélisme du diamètre occipito-mentonnier et de l'axe céphalo-coccygien. La nature, aidée quelquefois de l'art, prépare ainsi avantageusement la direction du fœtus pour commencer, soutenir et terminer le mécanisme de l'accouchement spontané dans le cas de la présentation de l'occiput.

Dans les deux dernières positions diagonales de la face, le plan dorsal du tronc du fœtus répond à l'un des deux segments utérins-postérieurs. On observe alors que l'axe céphalo-coccygien du corps de l'enfant tend toujours à s'éloigner de la direction de celui du détroit supérieur. Il résulte de cette disposition que le menton s'écarte de plus en plus de la partie supérieure et antérieure de la poitrine, et que les deux dernières présentations de la face dorso-postérieures droite et gauche sont plus fréquentes que les deux premières dorso-antérieures gauche et droite.

L'exposé du mécanisme de l'accouchement spontané dans la présentation de la face, dont il sera bientôt question, prouve incontestablement que les efforts de la nature ne peuvent expulser la tête, lorsque le menton abaissé devant l'une des deux symphyses sacro-iliaques, est obligé de suivre consécutivement la concavité du sacrum et du coccyx dans les deux premières positions diagonales de cette région de la tête. Le menton descendu vers la partie inférieure de la paroi postérieure de l'excavation du bassin, nous fait voir le diamètre occipito-mentonnier dirigé en sens opposé à l'axe du détroit abdominal, et nous donne la conviction que l'accouchement spontané ne peut s'opérer.

L'évidence de ce fait se trouve confirmée par l'expérience et l'observation ; car si le renversement de la tête s'effectuait aussi souvent dans les positions occipito-antérieures, celles-ci étant plus fréquentes que les positions occipito-postérieures, les accouchements naturels, lorsque la face se présente, ne surpasseraient point le nombre des parturitions de cette espèce. En effet, la nature ne peut se suffire à elle-même, si le menton n'est point dirigé en avant pour s'engager sous l'arcade pubienne ; mais la situation du menton en avant est toujours déterminée par les positions occipito-postérieures droite et gauche, quoique la présentation de la face soit assez souvent primitive.

Il faut donc convenir que la nature ne peut opérer les accouchements, toutes les fois que les signes caractérisent les présentations de la face dorso-antérieures gauche et droite ; savoir : les deux premières positions diagonales de cette région de la tête. Or, dans ces cas, pour suppléer aux efforts infructueux de la nature, on sait que les indications à remplir sont 1.º de corriger les déviations de la tête, 2.º de faire la version pédalique suivant les préceptes exposés dans la deuxième livraison,

3.º d'appliquer le forceps si les bosses pariétales ont franchi l'orifice utérin. La difficulté de remplir la première indication, m'engage à conseiller de l'abandonner, parce que les meilleures tentatives ne peuvent vaincre souvent la contraction des muscles de la partie postérieure du cou. Il vaut donc mieux opérer la version pédalique, ou appliquer le forceps, si le cas l'exige.

Les troisième et quatrième positions diagonales de la face sont les seules avantageuses pour la terminaison de l'accouchement naturel. Si la troisième position diagonale n'était pas primitive, elle pourrait résulter de la seconde position directe, appelée mento-iliaque gauche par M. VELPEAU, ou de la quatrième position directe suivant BAUDELOCQUE, M. GARDIEN, Mmes BOIVIN, LA CHAPELLE, etc., le dos du fœtus répond au côté droit de la mère.

M. VELPEAU prenant pour première position de la face la position mento-iliaque droite, annonce qu'elle est une déviation de la première ou de la cinquième du sommet, qui sont les première et quatrième diagonales de cette région. Comment s'imaginer la possibilité de la déviation du sommet de la tète, lorsqu'il est dirigé suivant l'un des deux diamètres obliques du détroit abdominal, pour venir correspondre au diamètre bi-iliaque, soumis à l'inflence des muscles prélombo-trochantiniens ?....... Qu'il me soit permis désormais de révoquer en doute l'existence de la position mento-iliaque droite.

D'ailleurs, la présentation de la face dorso-postérieure droite étant plus fréquente et plus avantageuse que la position dorso-postérieure gauche, la position mento-iliaque droite ne doit pas être rangée avant la mento-iliaque gauche ; elle est intermédiaire entre les première et quatrième positions diagonales de la face. Dans la première diagonale, l'accouchement naturel ne peut s'effectuer ; dans la quatrième, la présentation de la face est plus rare, et la parturition spontanée s'opère plus difficilement que dans la troisième diagonale.

Si j'adoptais avec M. VELPEAU l'existence de la position mento-iliaque droite, qui résulterait de la déviation de la première position diagonale, le dos du fœtus répondrait toujours au segment utérin-antérieur gauche, après l'évacuation des eaux amniotiques : la face descendrait dans l'excavation du bassin, et le menton se porterait vers la partie interne de la tubérosité ischiatique droite. N'oublions pas que la tète a déjà exécuté un huitième de rotation par l'effet de la primitive déviation. Mmes BOIVIN et LA CHAPELLE ont annoncé dans leur description de l'accouchement naturel par la face, que les épaules sont engagées diagonalement dans le détroit abdominal, avant la descente de la tète dans l'excavation ; par conséquent l'épaule gauche est placée devant la symphyse sacro-iliaque gauche, la droite derrière la cavité cotyloïde droite dans la présentation de la face dorso-antérieure gauche. Le menton a donc un quart de rotation de plus à parcourir pour se rendre de la tubérosité ischiatique droite sous le milieu de l'arcade pubienne.

Mais les articulations des vertèbres cervicales ne peuvent exécuter spontanément un mouvement de rotation de trois huitièmes de cercle ; et si la force qu'on peut employer le détermine, la mort de l'enfant est certaine.

Aussi devons-nous regarder les deux premières positions diagonales de la face, et surtout la mento-sacrée (si cette position directe existe), comme un obstacle pour la terminaison de l'accouchement spontané, à moins que la nature n'imprime au tronc fœtal, lorsque les eaux amniotiques s'écoulent, un mouvement spiral qui réduise la première position diagonale de la face à la quatrième.

Je vais donc exposer d'abord le mécanisme de l'accouchement naturel par la face qui se présente en troisième position diagonale.

MÉCANISME

DE L'ACCOUCHEMENT SPONTANÉ OU NATUREL, DANS LA PRÉSENTATION DE LA FACE DORSO-POSTÉRIEURE DROITE.

(TROISIÈME POSITION DIAGONALE.)

Les efforts de la nature dépriment la face en troisième position diagonale sur le détroit supérieur ; le front est alors fortement arc-bouté sur la symphyse sacro-iliaque droite, tandis que le menton s'abaisse et s'engage dans l'entrée de la cavité pelvi-abdominale ; celui-ci se rapproche de l'axe de cette cavité. La base de la mâchoire inférieure glisse le long du plan incliné antérieur et latéral gauche de l'excavation, jusqu'à la partie interne de la branche correspondante de l'arcade pubienne. Pendant l'abaissement et la marche du menton, l'occiput se renverse de plus en plus sur le dos, le front descend devant la symphyse sacro-iliaque droite, roule en sens inverse et se rend dans la concavité du sacrum. La joue gauche, plus abaissée que la droite, s'engage la première dans le détroit abdominal, et reste appuyée derrière le pubis droit. Les contractions utérines, continuant d'agir, font exécuter à la joue droite un mouvement de bascule de haut en bas et de gauche à droite, et dépriment la face et le crâne. Le côté gauche de la mâchoire paraît alors sous la branche ischio-pubienne droite. Le menton se rapproche de la symphyse des pubis ; l'autre côté de la mâchoire se montre sous la branche gauche de l'arcade, et la face vient occuper le détroit périnéal, où se remarque le commencement de parallélisme du diamètre occipito-mentonnier et de l'axe de ce détroit. Les épaules sont déjà engagées dans l'entrée de la cavité pelvi-abdominale, l'épaule gauche derrière la cavité cotyloïde droite, la droite devant la symphyse sacro-iliaque gauche.

Le front, la suture pariétale et l'occiput parcourent peu-à-peu la ligne courbe formée par la partie inférieure du sacrum, la face antérieure du coccyx et du périnée. Le menton dilate graduellement la vulve, s'élève vers le mont de Vénus, et la longueur de la tête se dégage sensiblement. La région hyoïdienne s'arcboute sous le milieu de l'arcade des pubis, et forme le centre du demi-cercle que la tête suit en franchissant la vulve, vers l'entrée de laquelle les bosses pariétales viennent correspondre. Le périnée est alors très-distendu, aminci ; on doit le soutenir fortement avec la paume de le main enduite d'huile d'olives, pour en éviter la déchirure. Aussitôt que les bosses pariétales sont expulsées, l'occiput se renverse sur le périnée, et l'accouchement se termine suivant la troisième position diagonale de l'occiput.

Ce mécanisme de l'accouchement naturel de la face nous fait observer que l'occiput, et non la fontanelle antérieure, s'élevant vers la symphyse sacro-iliaque droite, représente une extrémité du diamètre que termine le menton en avant et à gauche, et qui se trouve en rapport avec le diamètre oblique cotyloïdo-sacro-iliaque droit. Le diamètre bi-temporal, incliné en avant et à gauche représente le deuxième diamètre oblique, cotyloïdo-sacro-iliaque gauche. D'abord le diamètre mento-frontal, ensuite le diamètre occipito-bregmatique indiquent l'axe du détroit, dont l'occipito-mentonnier se rapproche consécutivement. Le menton arrive derrière le trou sous-pubien gauche, avant que le vertex ne franchisse le détroit abdominal; il s'abaisse de gauche à droite et gagne bientôt l'arcade pubienne. La portion occipitale ou la partie volumineuse de la tête ne présente que très-obliquement ses différents diamètres au détroit; et sous le rapport des dimensions, elle n'éprouve aucune difficulté à descendre dans l'excavation. Les diamètres occipito-frontal, mento-bregmatique et occipito-mentonnier conservent leur obliquité de haut en bas, et font toujours coincider une des petites circonférences de la tête avec les diamètres de la cavité pelvienne.

Au détroit périnéal, les diamètres mento-bregmatique et bi-temporal correspondent le premier au diamètre coccy-pubien, le second au bi-sciatique. Le diamètre occipito-mentonnier devient parallèle à l'axe du détroit. Tous les autres diamètres vont se dégager d'abord en bas, puis en haut sur le bord antérieur du périnée, et ne sont que des rayons dont l'extrémité du grand diamètre oblique de la tête, arc-boutée sous le milieu de l'arcade pubienne, indique le point de départ.

MÉCANISME

DE L'ACCOUCHEMENT NATUREL, DANS LA PRÉSENTATION DE LA FACE DORSO-POSTÉRIEURE GAUCHE.

(QUATRIÈME POSITION DIAGONALE, OU MENTO-COTYLOÏDIENNE DROITE.)

La quatrième position diagonale de la face est caractérisée par la situatiou du menton derrière la cavité cotyloïde droite, et du front devant la symphyse sacro-iliaque gauche. Plus rare que la précédente, elle n'en diffère qu'en ce que le menton parcourt le plan incliné, antérieur droit de l'excavation, pour se diriger suivant le diamètre coccy-pubien, et franchir le détroit périnéal.

La joue droite s'abaisse la première jusqu'à ce qu'elle s'appuie derrière la branche pubienne gauche. La joue gauche descend ensuite de droite à gauche (et non de gauche à droite), exécute en même temps son mouvement de bascule, et se rend consécutivement derrière la branche pubienne droite. Le menton se maintient un peu à droite, lorsqu'il s'engage sous l'arcade des pubis ; le contraire s'observe dans la position mento-cotyloïdienne gauche. Le front presse un peu plus le ligament sacro-sciatique gauche, parce qu'il n'appuie pas directement sur le coccyx.

Du reste, les rapports des diamètres de la tête avec ceux de la cavité pelvienne sont les mêmes. Cependant le mouvement de rotation est un peu plus difficile par la présence du rectum, quoiqu'on ait voulu énoncer quelques doutes qui sont démentis par l'observation.

ACCOUCHEMENT MANUEL

QUAND LA MATRICE RENFERME DEUX OU UN PLUS GRAND NOMBRE D'ENFANTS.

Quel que soit le nombre d'enfants que renferme la matrice, l'extraction de chacun d'eux en particulier doit toujours être faite d'après les mêmes principes. Seulement, des circonstances qui varient exigent qu'on donne la préférence à l'un plutôt qu'à l'autre fœtus :

1.º Si les deux enfants se présentent par la tête, il faut retourner en premier lieu celui dont le plan latéral, qui regarde en arrière, correspond à la main introduite dans les parties de la mère (*).

2.º Si les deux enfants présentent les pieds, il faut de préférence extraire en premier lieu celui dont les talons regardent à gauche de la mère, si on introduit la main droite dans les parties, *et vice versâ*.

3.º Si l'un des enfants se présente par la tête et l'autre par les pieds, on doit extraire d'abord ce dernier, à moins que la tête du premier ne se trouve déjà fortement engagée dans le bassin. Il faudrait, dans ce dernier cas, avoir recours au forceps.

4.º Si les deux enfants se trouvent placés en travers, il convient d'extraire en premier lieu celui qui offre le plus de facilité pour l'opération manuelle.

(*) Deux jumeaux qui se présentent par la tête, le dos de l'un et de l'autre correspondant à l'un des deux segments utérins-antérieurs, peuvent être expulsés par les seuls efforts de la nature, pourvu que la naissance spontanée du premier jumeau ne soit point le résultat d'un travail long et pénible, qui ait déterminé l'épuisement des forces de la femme. Dans ce dernier cas, il faudrait faire la version pédalique du dernier jumeau, pour éviter la perte ou l'hémorragie utérine.

REMARQUE.

Comme on peut s'en convaincre en lisant ce Traité, l'art des accouchements n'est pas une science facile ; il exige de la part de tout lecteur une attention vive et soutenue ; mais de la part des élèves surtout, des études longues et réfléchies, fortifiées par la pratique et l'observation.

Aussi la nouvelle doctrine que je viens de développer sur les manœuvres de la version pédalique, est-elle le fruit d'études attentives sur la théorie des accouchements, et de nombreuses observations recueillies dans la pratique par une longue expérience. Il s'agissait, en effet, de déterminer d'une manière précise les rapports qui se présentent à chaque instant entre les parties principales du fœtus, et les parties principales correspondantes de la cavité utérine dans laquelle ce fœtus se trouve renfermé.

Pour parvenir à la précision rigoureuse de ces rapports, chaque partie principale du fœtus a reçu une dénomination spéciale ; mais il fallait également distinguer, par des noms particuliers, chaque partie principale et correspondante de la matrice.

C'est ce que j'ai cru devoir faire pour sortir du labyrinthe dans lequel on pouvait si facilement s'égarer par une multitude de distinctions arbitraires, fruit de l'imagination individuelle. De là résultait nécessairement de la confusion dans ce qui tient à la doctrine, du danger dans ce qui concerne la pratique.

La théorie que je me suis efforcé d'exposer avec clarté et méthode, est basée sur la connaissance parfaite de l'ovoïde fœtal, de l'utérus et de la cavité pelvienne ; elle repose donc sur des faits physiques, patents et généralement reconnus. Je la confirme par des déductions géométriques, résultant de la connaissance intime de ces faits.

Pour être compris de tous mes lecteurs, surtout de ceux pour qui la critique, bonne ou mauvaise, est une habitude, j'ai dû nécessairement me répéter quelquefois. J'ai encore voulu faire accompagner le texte d'un grand nombre de planches indiquant avec précision et vérité tous les mouvements que l'on doit faire exécuter au fœtus, suivant les temps plus ou moins avancés de l'opération manuelle.

Me voilà enfin arrivé au terme de mes veilles. Heureux, trop heureux mille fois, si, après avoir conçu dans la pratique quelques idées utiles, j'ai pu, en les mettant au jour, rendre service à la science, et, par suite, à l'humanité !

FIN.

TABLE DES MATIÈRES

CONTENUES

DANS LE TRAITÉ DE L'ACCOUCHEMENT MANUEL.

Fin de la Table.

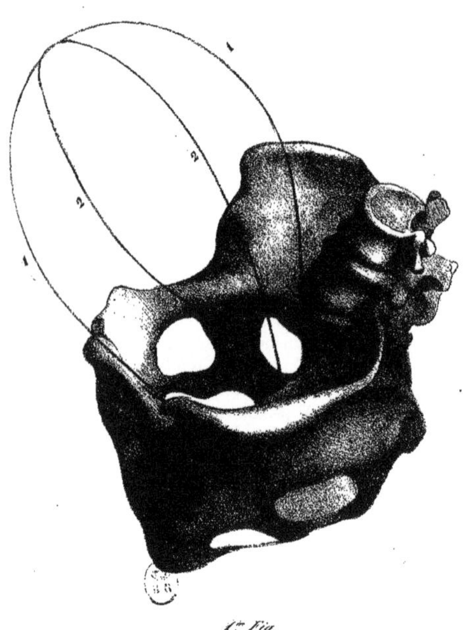

1.re Fig.

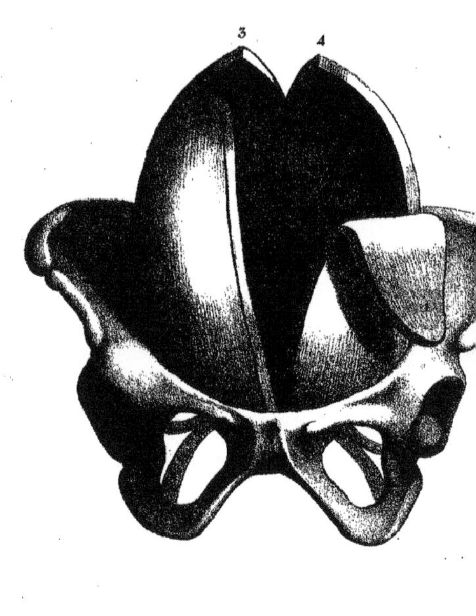

2.e Fig.

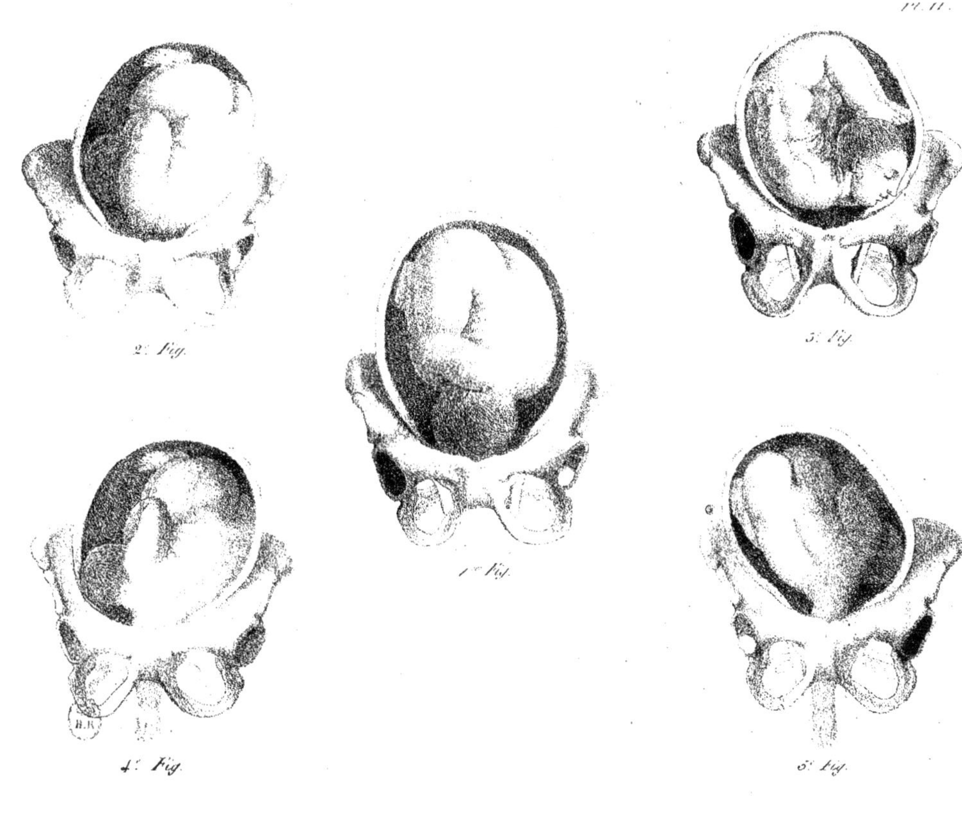

Pl. II.
2.e Fig.
3.e Fig.
1.re Fig.
4.e Fig.
5.e Fig.

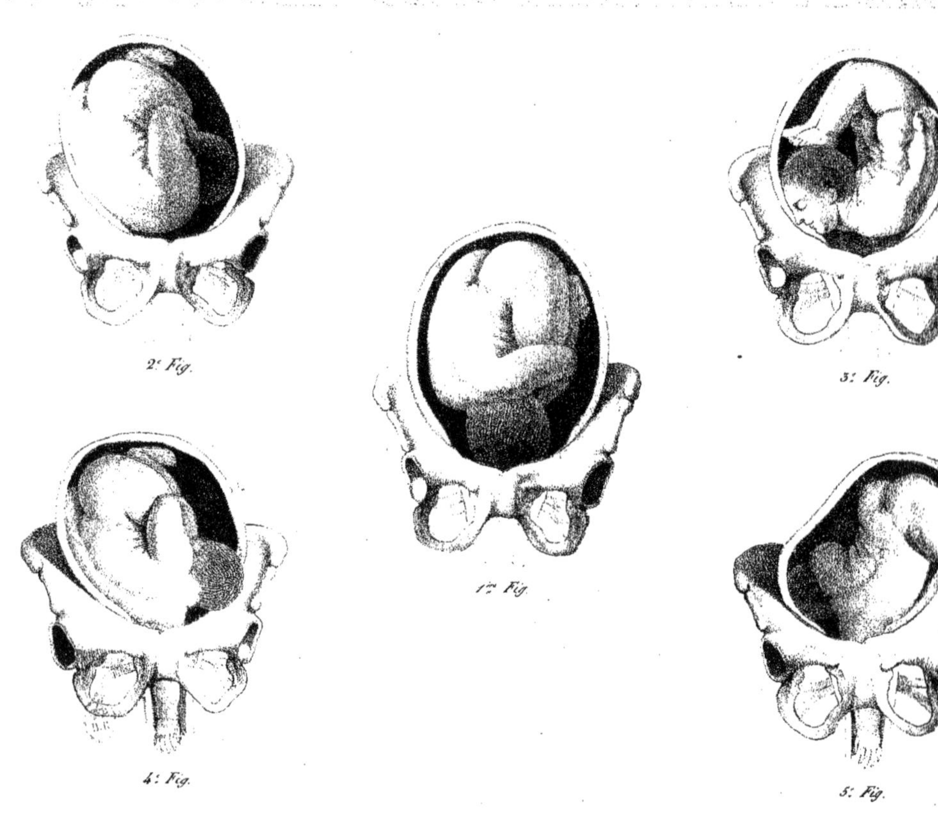

2.ᵉ Fig.
3.ᵉ Fig.
1.ʳᵉ Fig.
4.ᵉ Fig.
5.ᵉ Fig.

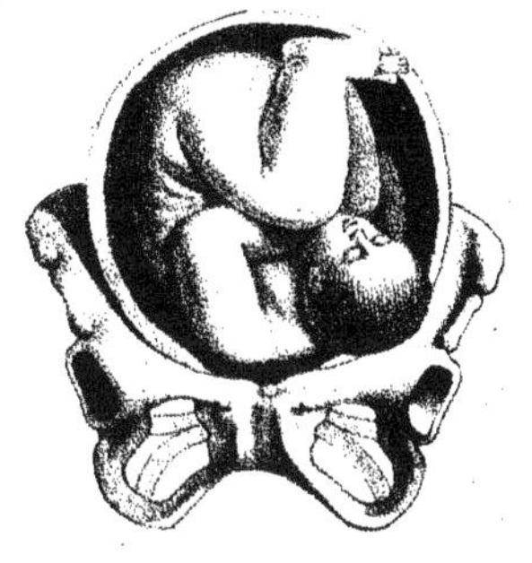

2.ᵉ Fig.

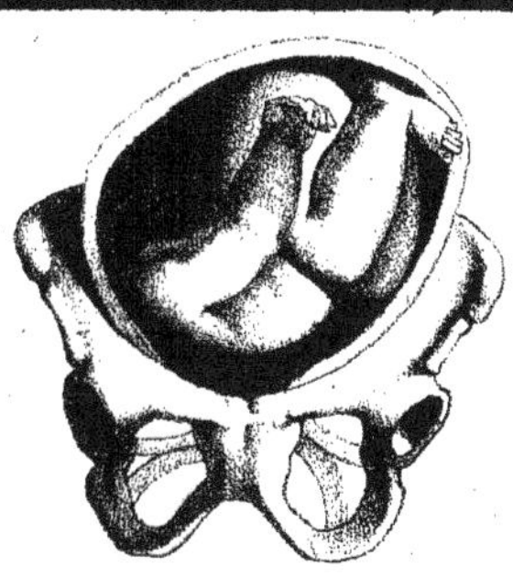

3.ᵉ Fig.

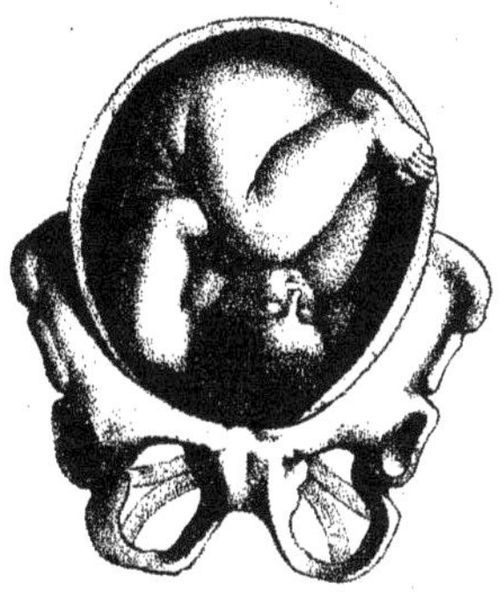

1.ʳᵉ Fig.

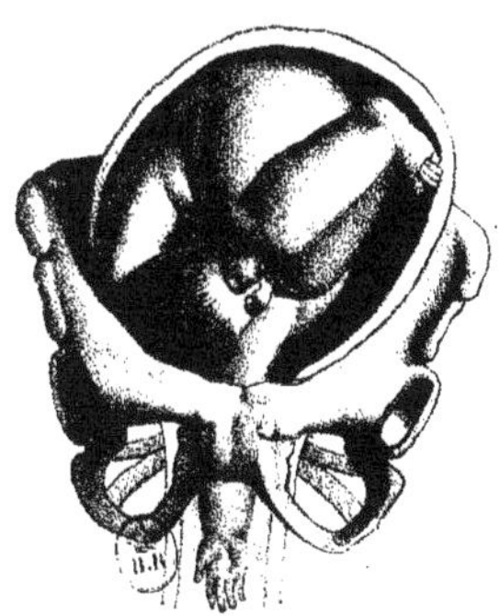

4.ᵉ Fig.

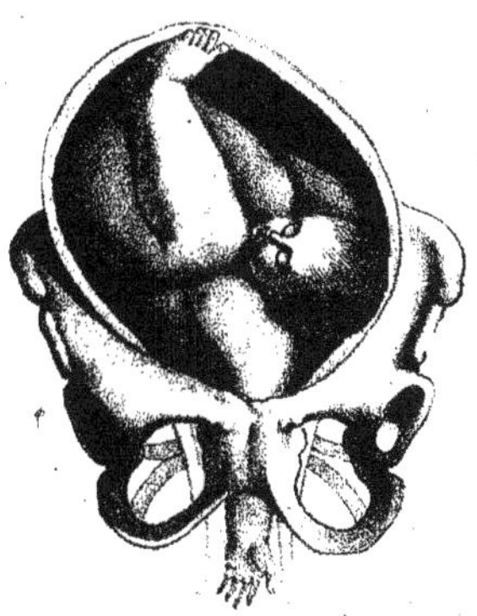

5.ᵉ Fig.

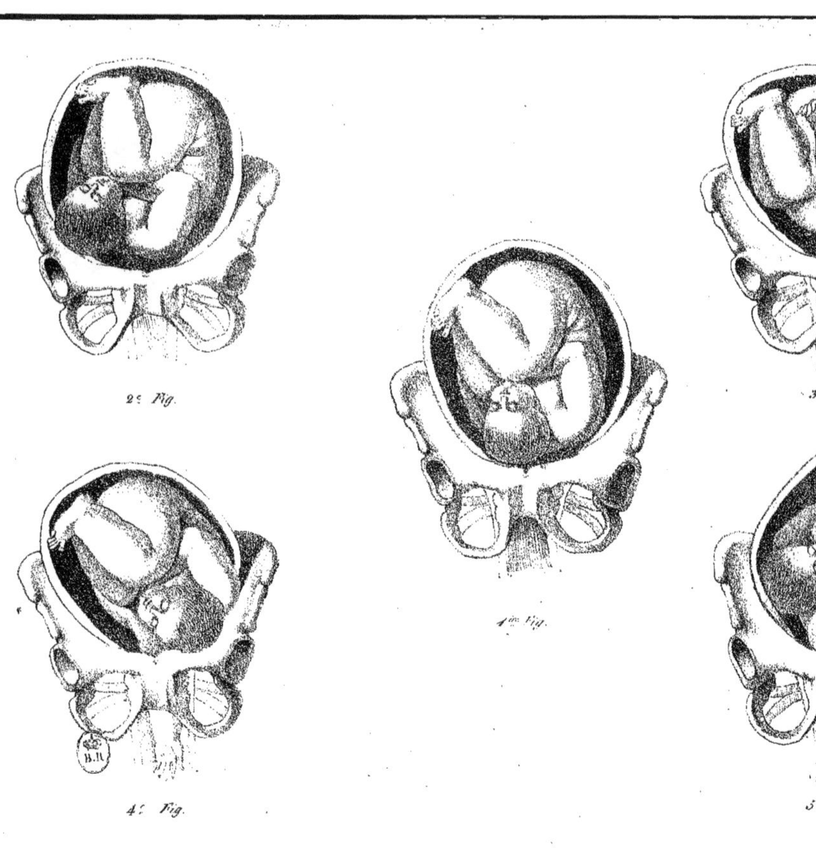

2.ᵉ Fig.

3.ᵉ Fig.

1.ʳᵉ Fig.

4.ᵉ Fig.

5.ᵉ Fig.

fig.2.

fig.3.

fig.1.

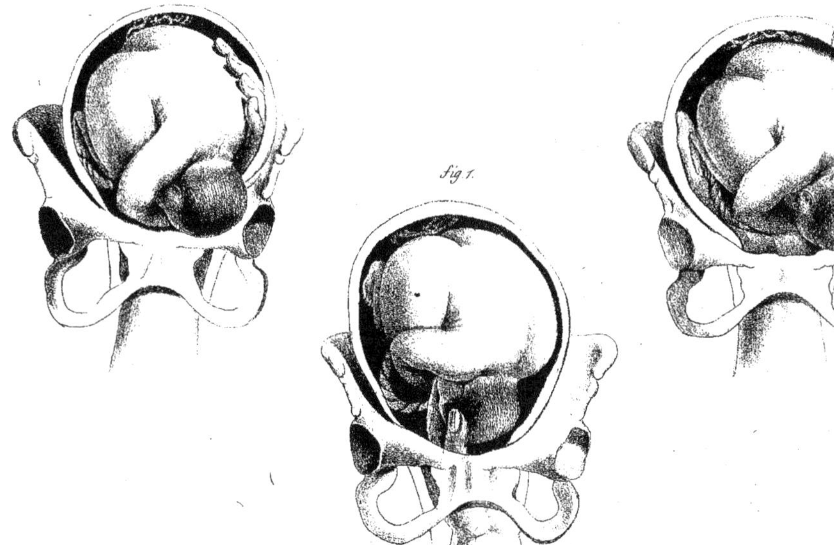

Pl. 7. II.ᵉ Livraison.
fig. 2.
fig. 3.
fig. 1.
Lith. de Benar

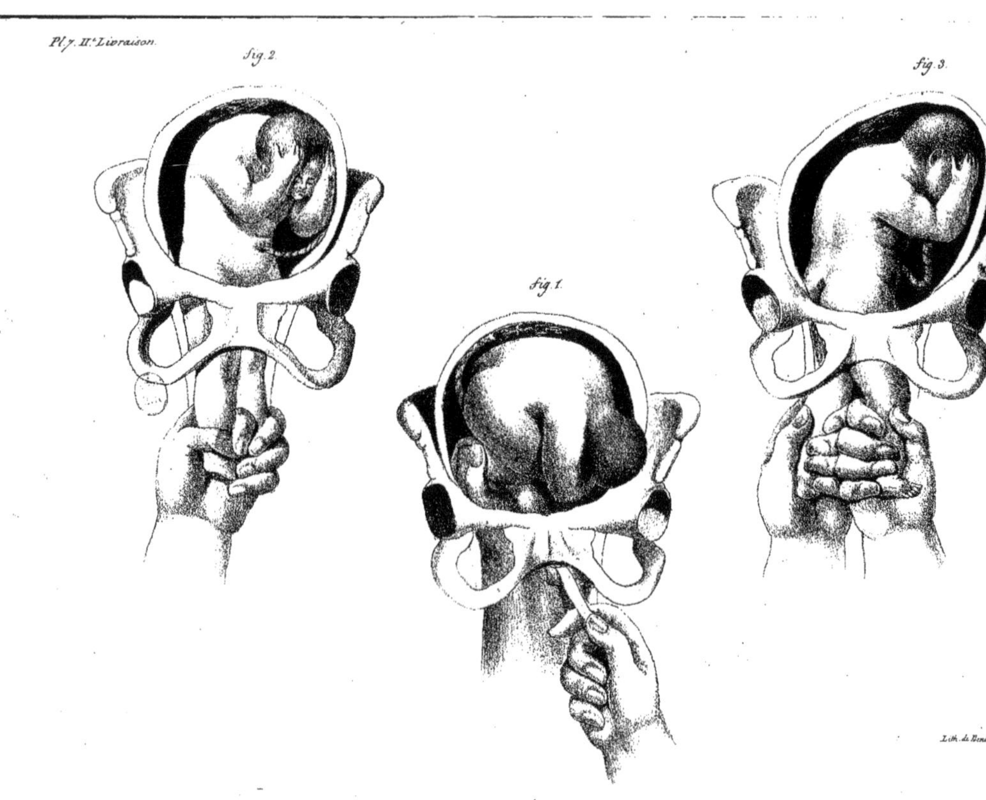

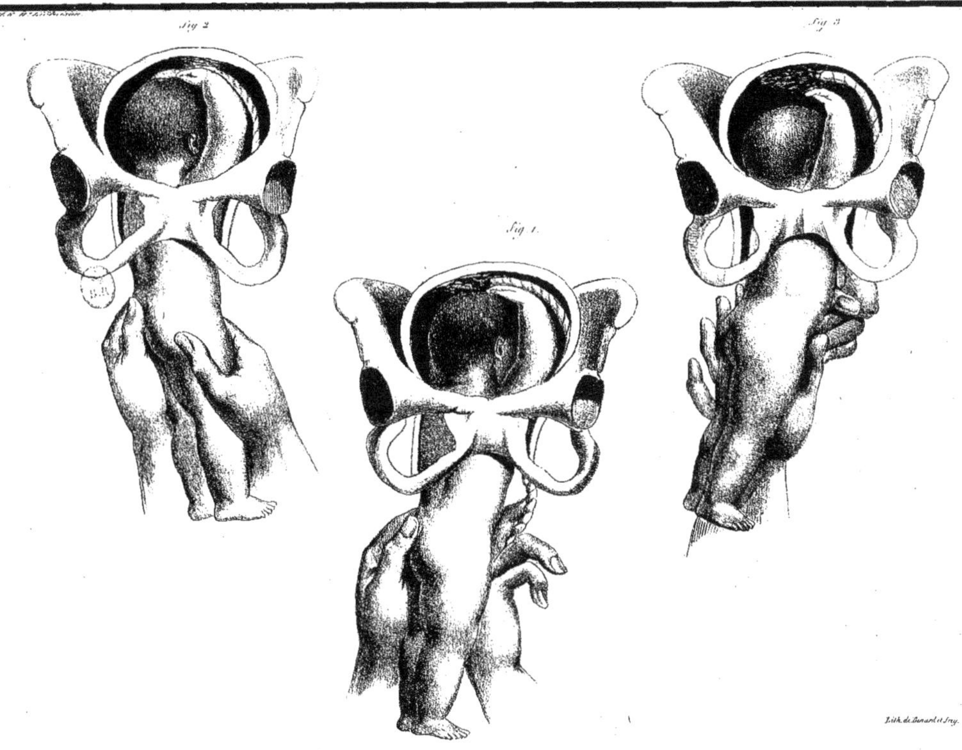

Fig. 2
Fig. 1
Fig. 3
Lith. de Benard et Frey.

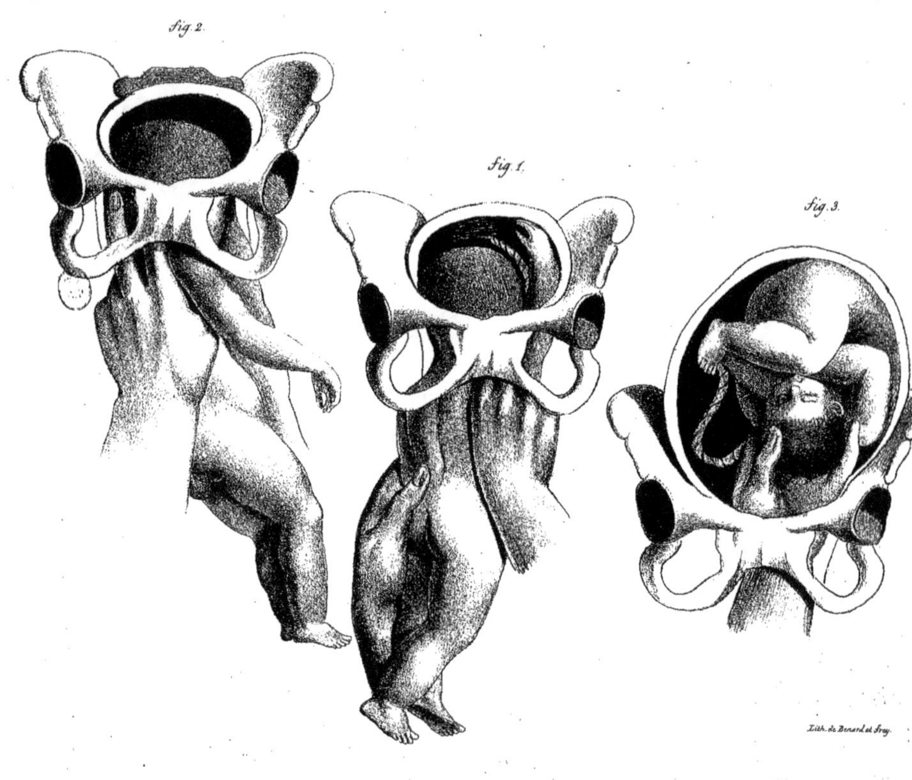

fig.2.
fig.1.
fig.3.
Lith. de Benard et Frey.

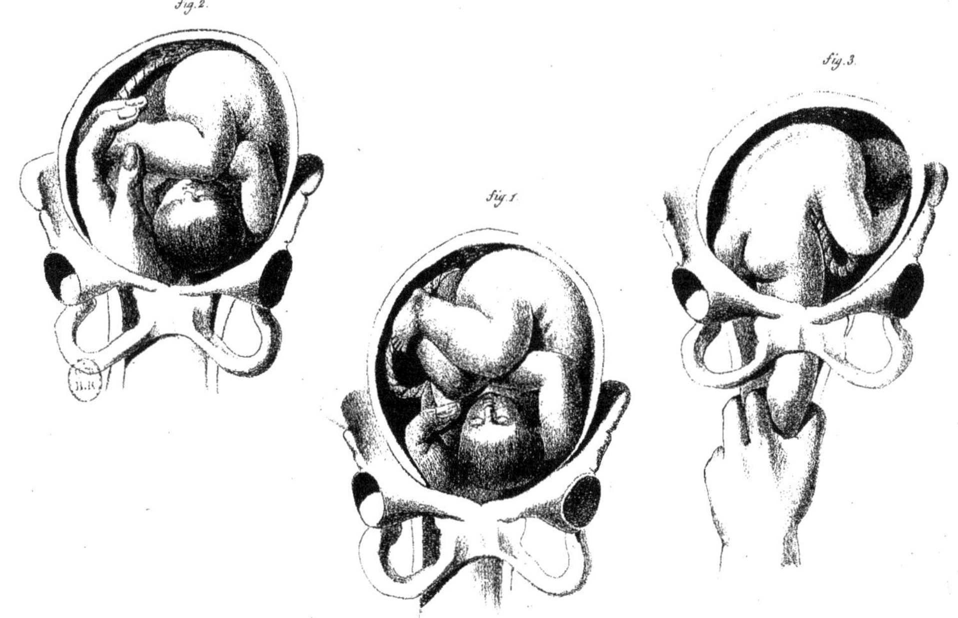

Lith. de Benard et Frey.

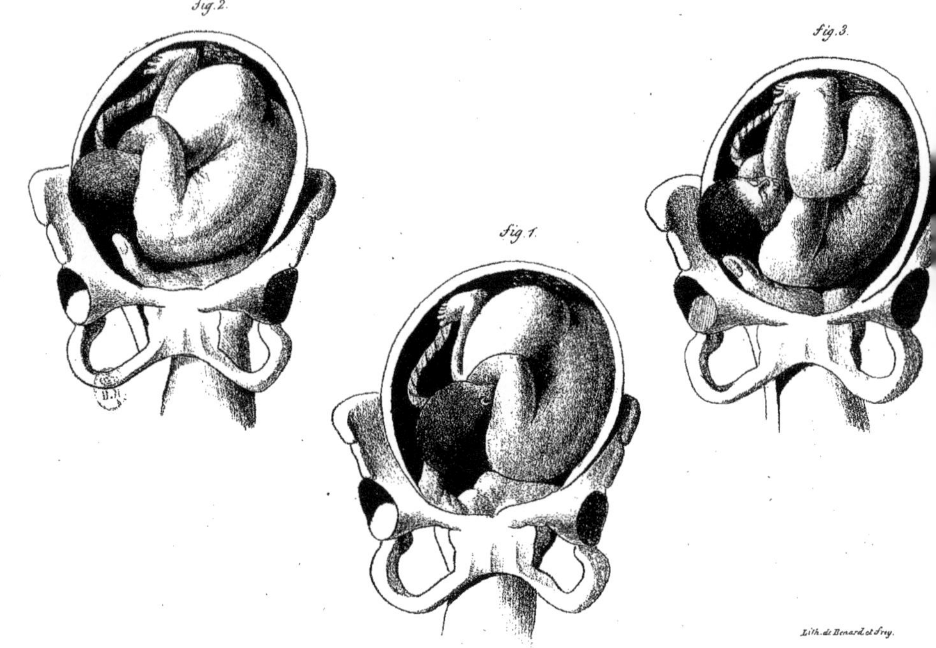
Fig.2.
Fig.3.
Fig.1.
Lith. de Benard et Frey.

fig. 2.

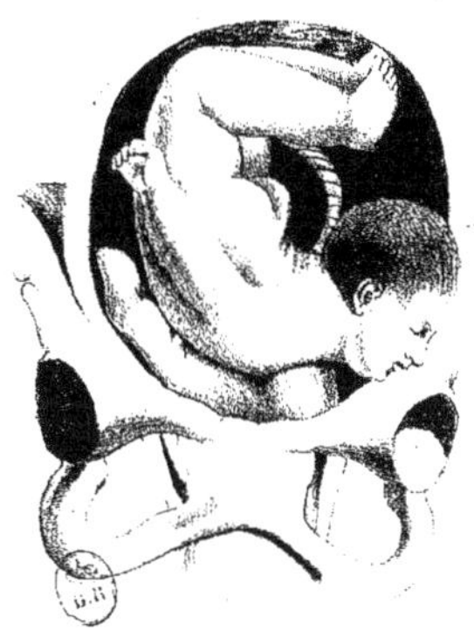

fig. 3.

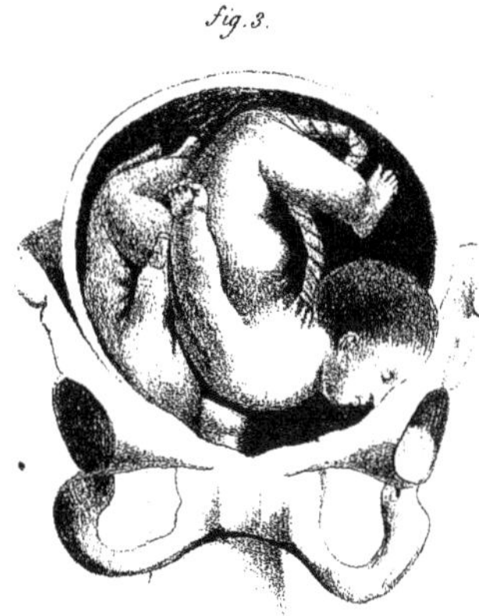

fig. 1.

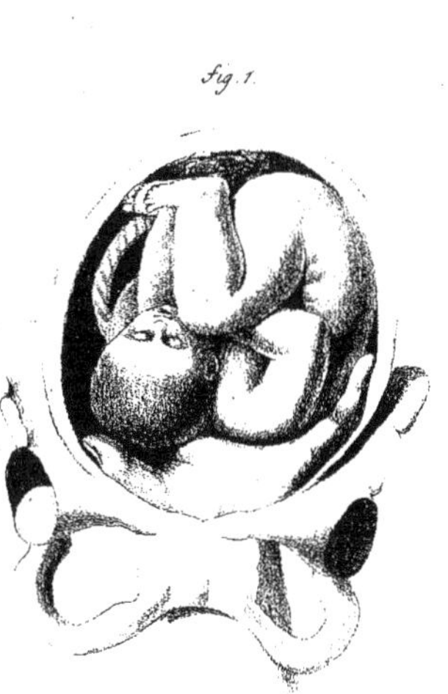

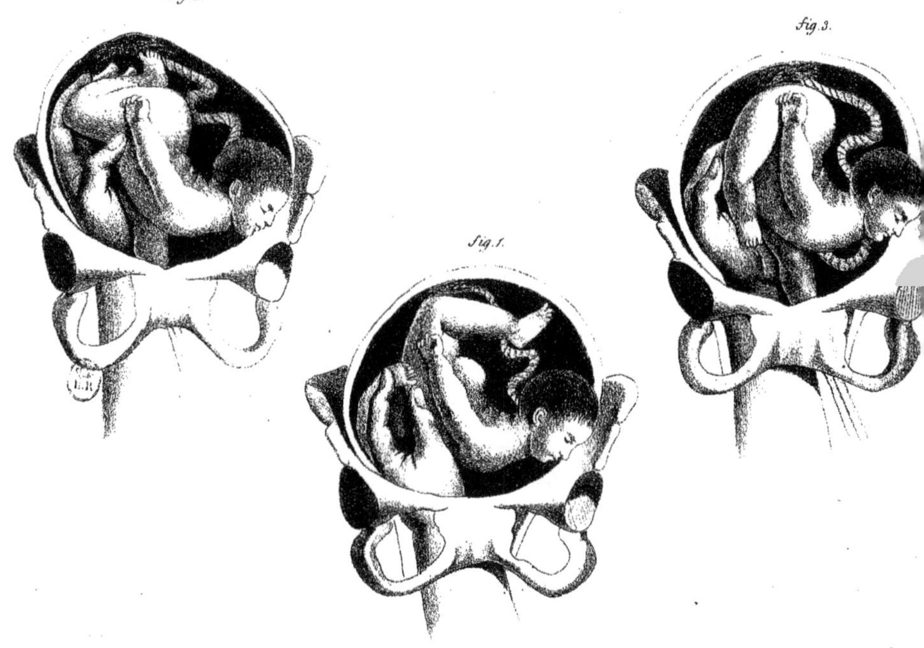

fig. 2.
fig. 3.
fig. 1.

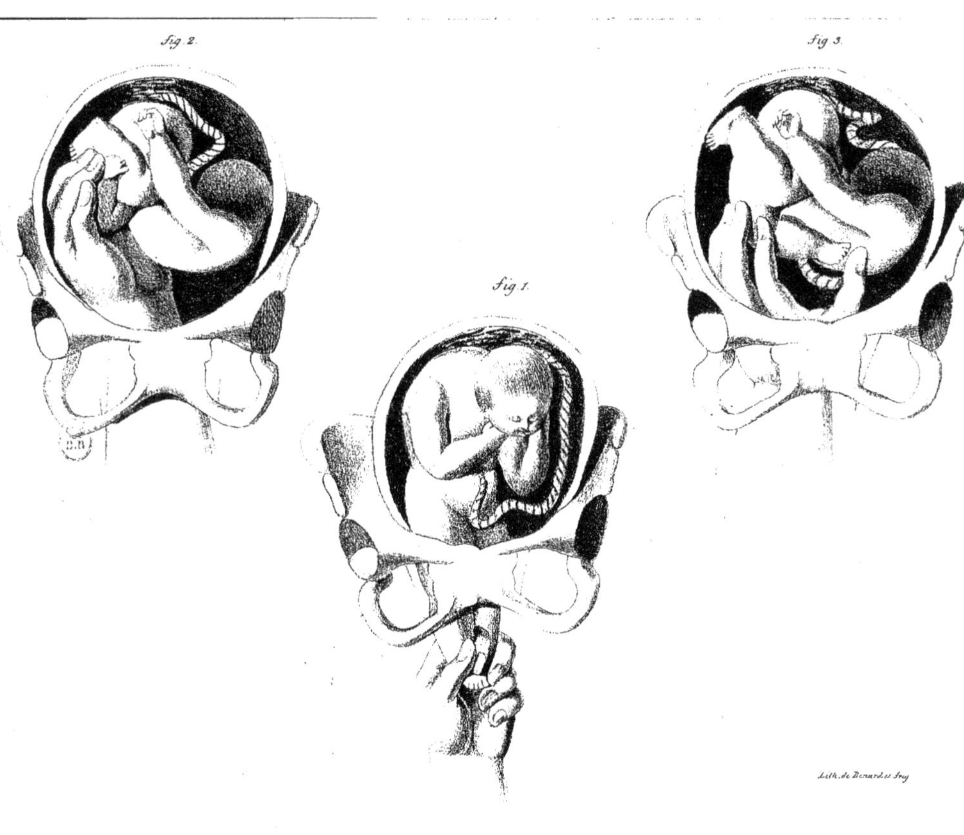

Fig. 2.
Fig. 3.
Fig. 1.
Lith. de Benard et Frey

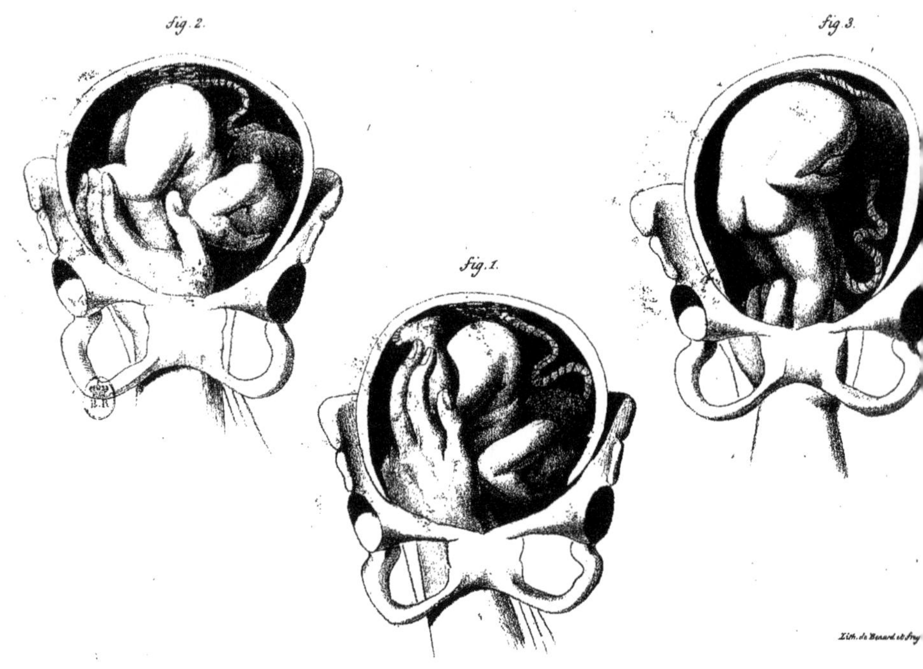

fig. 2.
fig. 3.
fig. 1.
Lith. de Benard et Frey

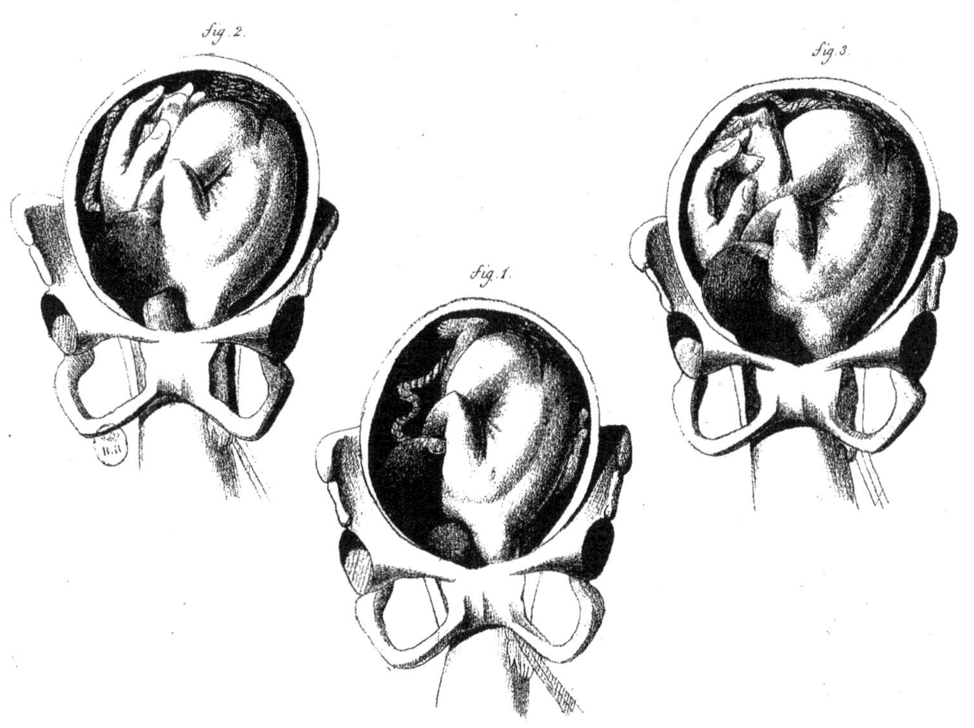
Fig. 2.
Fig. 3.
Fig. 1.
Lith. de Bénard et Frey.

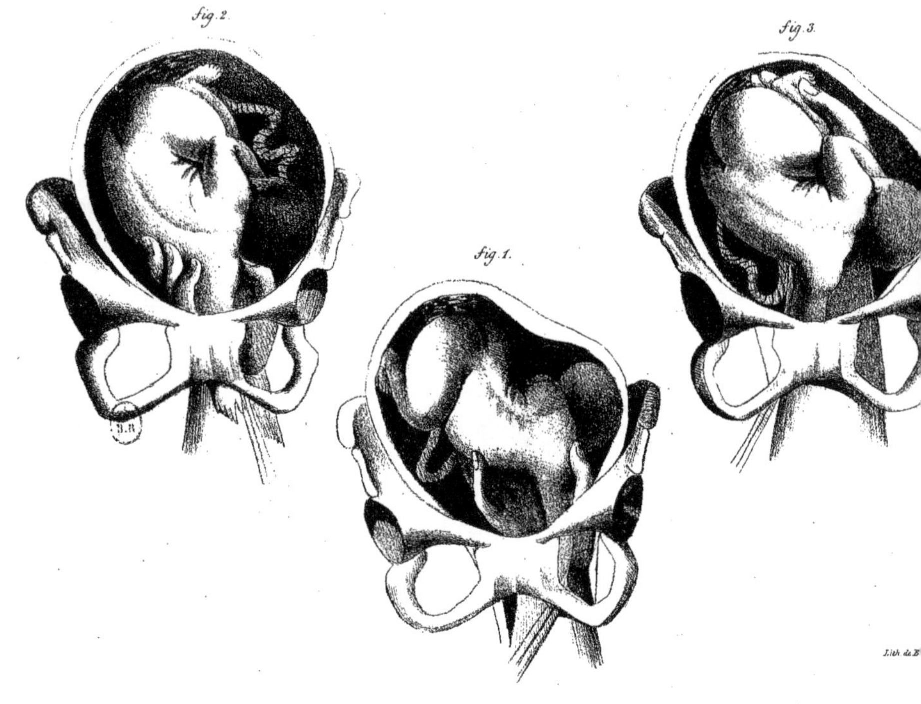
fig. 2.
fig. 3.
fig. 1.

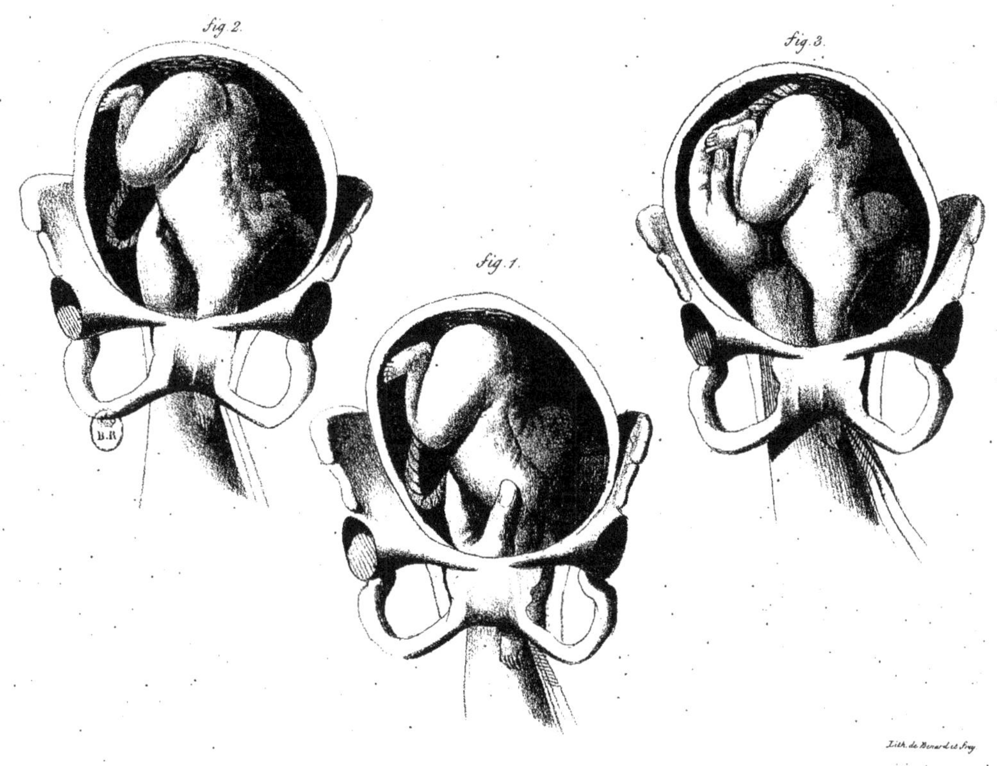

fig.2.
fig.3.
fig.1.
Lith. de Benard et Frey

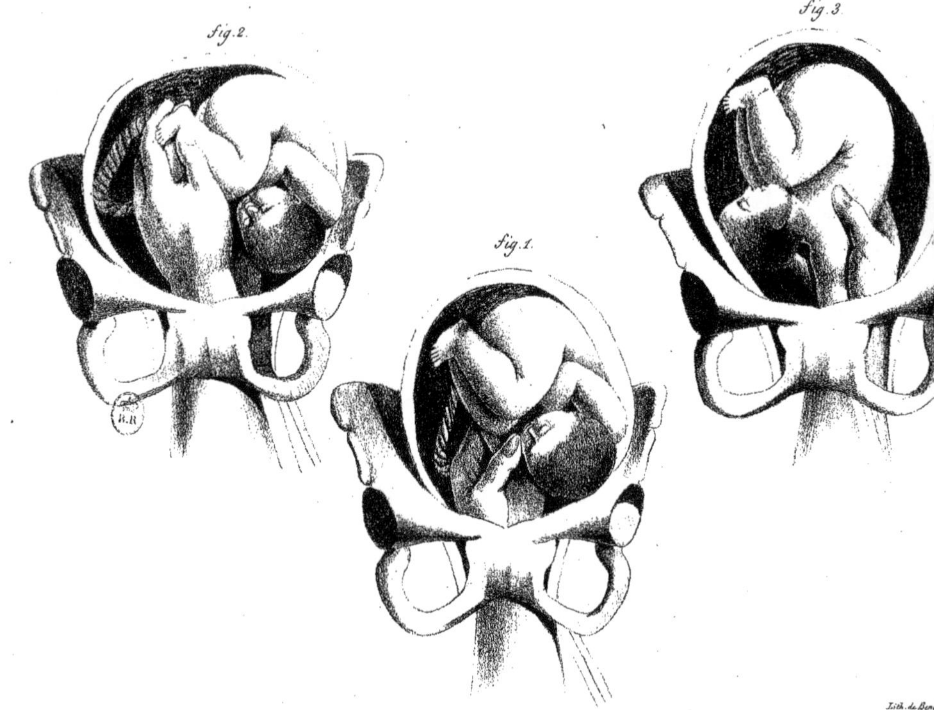

Pl.19. IV.e Livraison.
fig.2.
fig.3.
fig.1.
Lith. de Bené

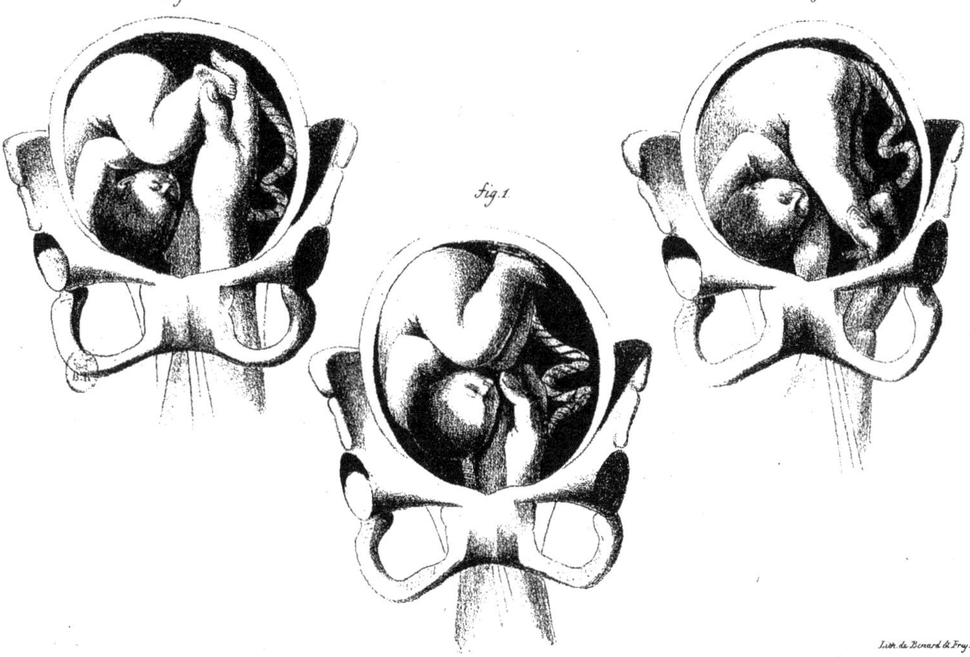

Fig. 2.
Fig. 3.
Fig. 1.
Lith. de Benard & Frey.

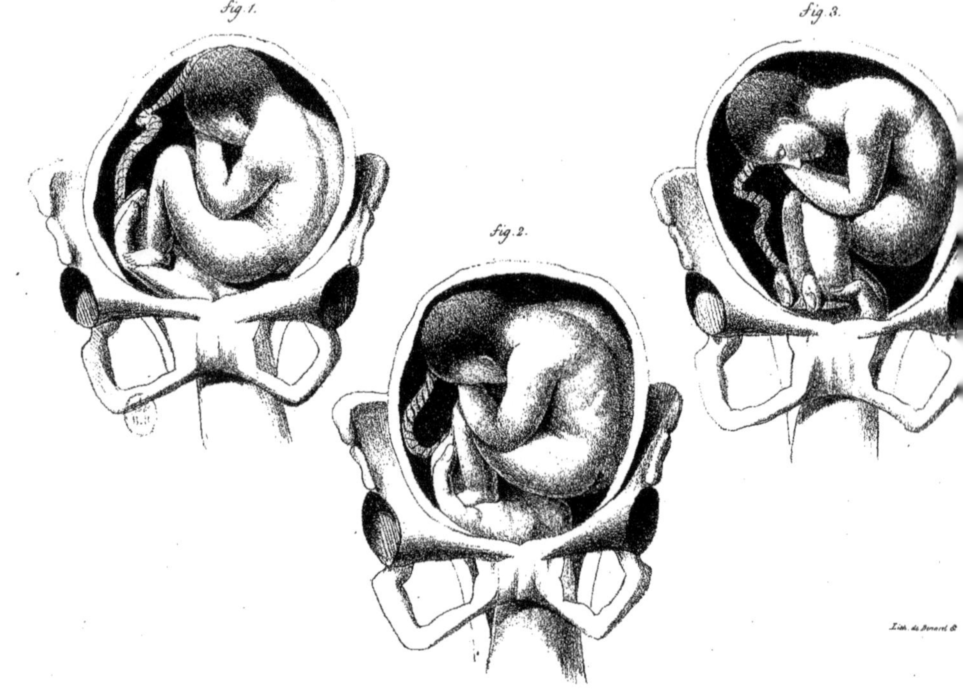
Fig. 1.
Fig. 2.
Fig. 3.
Lith. de Benard &

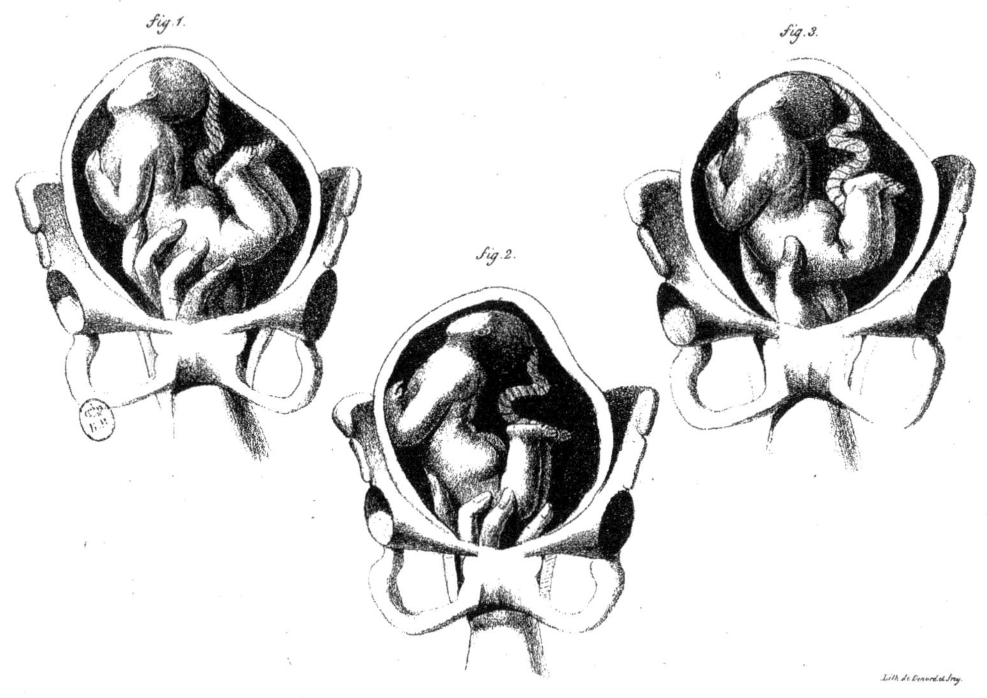

fig. 1.
fig. 2.
fig. 3.

fig. 1. 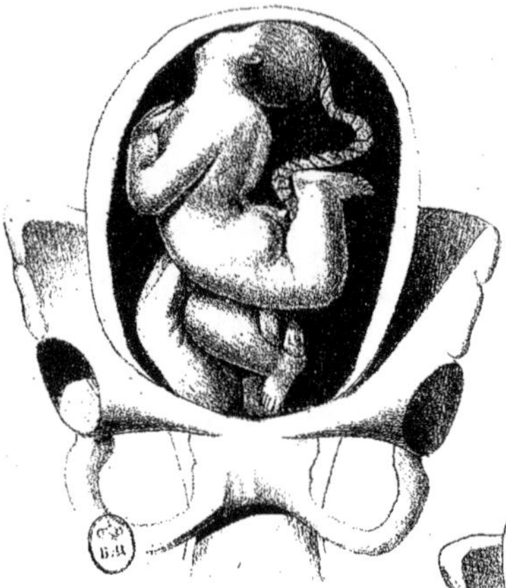
fig. 2. 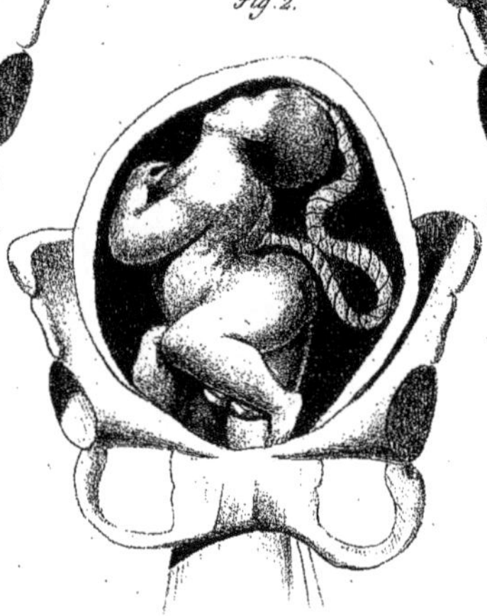
fig. 3.
Lith. de Renard

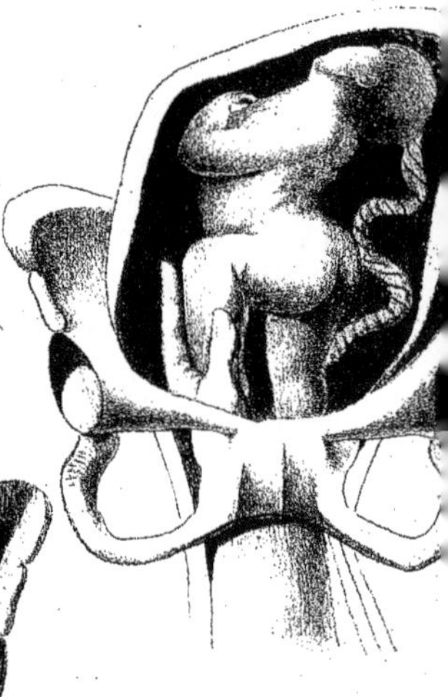

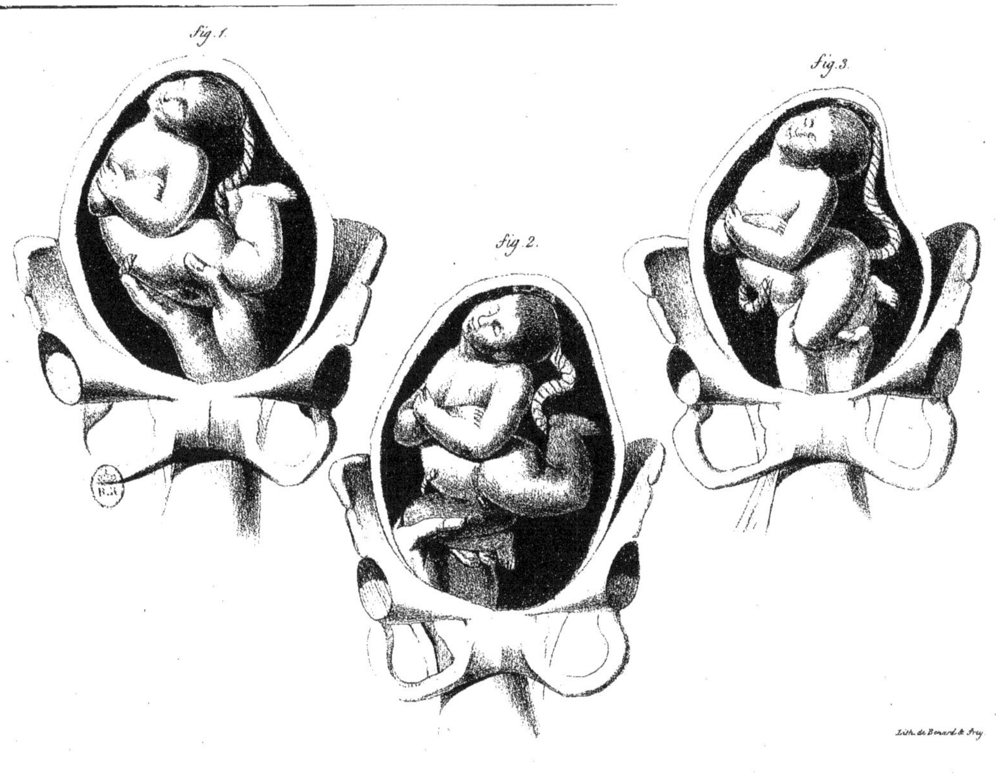

Fig. 1.
Fig. 2.
Fig. 3.
Lith. de Bénard & Frey.

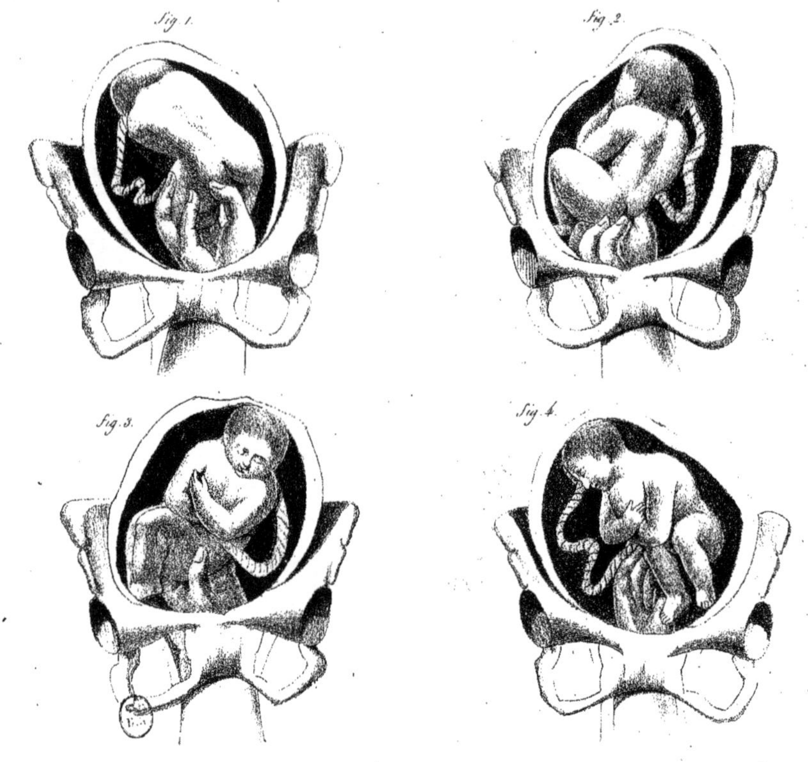

Fig. 1.
Fig. 2.
Fig. 3.
Fig. 4.

www.ingramcontent.com/pod-product-compliance
Ingram Content Group UK Ltd.
Pitfield, Milton Keynes, MK11 3LW, UK
UKHW020837120726
13693UKWH00002B/703